나만을 위한
맞춤 약 맞춤 음식

책·을·열·면·서

　필자가 제일 많이 받는 질문이 있습니다.
「사람의 외형은 비슷한데 왜 체질이 다릅니까?」
　체질이란 인체의 본질을 말하는데 인체의 외부는 비슷해 보여도 내부는 크게 둘로 나뉘어 탄생합니다. 즉, 속이 뜨거운 체질과 속이 차가운 체질로 태어납니다. 그런데 손, 발이 차거나 추위를 타고 혹은 배가 냉한 등 바깥이 차다고 해서 반드시 속이 찬 것은 아닙니다.

　그러므로 내부가 뜨겁고 차가운 것은 체질을 모르면 도대체 알 수가 없습니다.
　체질을 정확히 판별하여 속이 뜨거운 체질(양인 : 陽人)은 차가운 성질의 음식이나 한약을 먹어야 이롭고 속이 찬 체질(음

인 : 陰人)은 뜨거운 성질의 음식이나 한약을 섭취해야 합니다.

한 가지 예를 들면, 우리가 많이 먹는 현미는 어떤 사람이 먹어야 될까요?

벼는 5월에 모내기하여 6, 7, 8월의 뜨거운 태양열을 받고 자랍니다. 이때 뜨거운 태양빛이 벼에 작열하면 벼의 바깥 부분이 검게 타게 되고 이것을 현미라고 합니다.

즉, 벼의 바깥 부분에 검은 코팅이 된 현미는 뜨거운 열을 함유하고 있습니다.

그러므로 속이 뜨거운 체질은 바깥의 검은 코팅을 벗겨 낸 백미를 먹어야 되고, 속이 차가운 체질은 코팅을 벗겨내지 않고 뜨거운 현미를 그대로 먹어야 됩니다.

모든 음식과 한약은 차가운 성질과 뜨거운 성질로 나누어 지므로 체질에 따라 정확히 구분해서 섭취해야 합니다. 그 사람에게 맞는 정확한 맞춤 약, 맞춤 음식이 인체를 다스리는 자연의 섭리입니다.

모든 병은 체질에 맞지 않는 식생활로 인해 발생하는 경우가 많습니다. 따라서 대부분의 환자들은 병이 날 수밖에 없는 식생활 습성을 가지고 있는데 그것을 고치지 않고 계속하면서 지금도 특효약을 찾아 이 병원 저 병원을 전전하고 있으니 너무나 안타까울 뿐입니다. 체질에 맞는 식생활이 사실은 특효약입니다.

제세한의원 8체질의학의 목적은 온 인류가 건강하고 건전한 생활을 영위하는데 있습니다. 환자 가족과 이웃의 건강 증진 및 무병장수를 기원합니다.

해운대 해수욕장이 한눈에 보이는
동빛재에서
하한출이 씁니다.

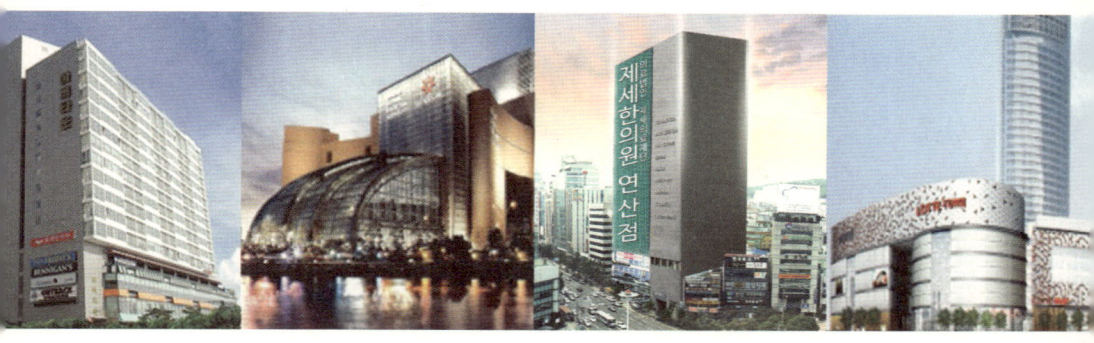

제세한의원은 부산에 있습니다

:: 국내 최고의 백화점에서 제세한의원을 선택했습니다.

해운대 본원

해운대 바다가 한눈에 내려다보이는 하버타운 6층에 자리한 병원. 병원에 들어서자마자 보이는 시원한 풍경은 이곳을 찾는 사람들의 마음을 한결 편하게 해준다. 8체질의학을 오랫동안 연구해온 하한출원장이 직접 진료를 보는 곳이다.
문의 051-746-3033

신세계 센텀시티점

다이어트 못지않게 동안 피부, 바디라인 등 한방 성형 치료에도 적극적인 곳으로 신세계백화점 센텀시티점 7층에 자리해 접근성이 좋다. 패션과 미용에 관심이 많은 여성 고객이 즐겨 찾는다.
문의 051-745-2340

연산점

연산로타리 랜드 마크! 7만개의 LED로 미적 경관이 최고로 아름다운 제세빌딩 5층에 9월 중 오픈 예정이다.
(하한출원장 진료예정)
문의 051-861-4848
신세계점에서 이전

롯데 광복점

다이어트와 한방 피부관리로 알려진 병원의 또 다른 구성원, 롯데백화점 광복점 아쿠아몰 9층에 자리 잡았다.
문의 051-678-4210

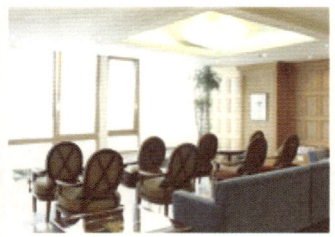
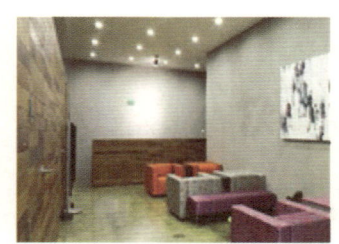
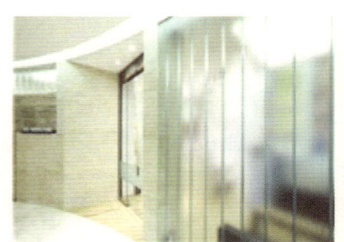

의료법인 제세의료재단
제세 한의원

차례

Part 1

- 체질개선 12
- 체질 개선의 아름다운 사례 13
- 미래의 의학은 개인별 맞춤식 21
- 4체질과 8체질 23
- 인간의 체질은 왜 다른가? 24
- 체질침이란? 27
- 체질한약이란? 28

Part 2

8체질 각각의 특징과 권장사항

- ☐ 태음인 – 목양체질 34
- ☐ 태음인 – 목음체질 38
- ☐ 태양인 – 금양체질 42
- ☐ 태양인 – 금음체질 46
- ☐ 소양인 – 토양체질 50
- ☐ 소양인 – 토음체질 54
- ☐ 소음인 – 수양체질 58
- ☐ 소음인 – 수음체질 62

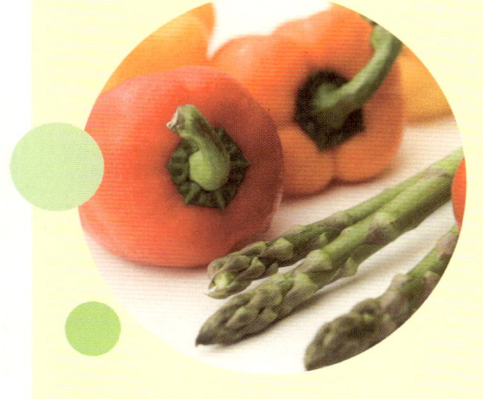
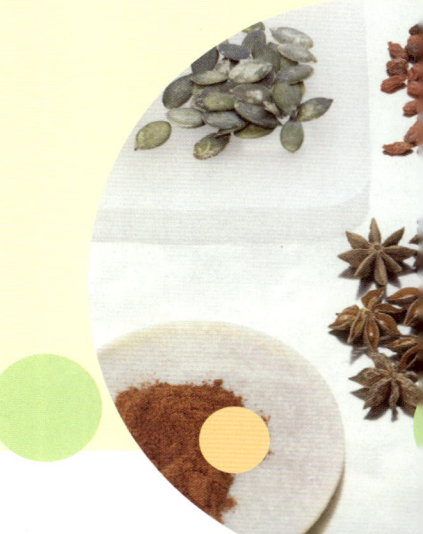

Part 3

환자가 보내준 감사편지와 치료 사례

- 어느 엄마의 가슴 뭉클한 편지 69
- 제세한의원과의 오랜 인연 71
- 체질 개선-제2의 인생 75
- 불면증 78
- 디스크 90
- 아토피성 피부염 97
- 알레르기성 비염 102
- 불임 106
- 당뇨병 119
- 피부 가려움증 123
- 갱년기와 여성 호르몬제 127
- 역류성 식도염 130
- 생리통 135
- 여드름 138
- 안면신경마비 141
- 틱(TIC) 장애 144
- 중풍 147
- 파킨슨병 149
- 편두통 151
- 통풍 153
- 류머티스 관절염 155

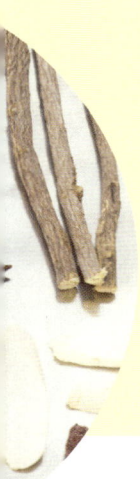
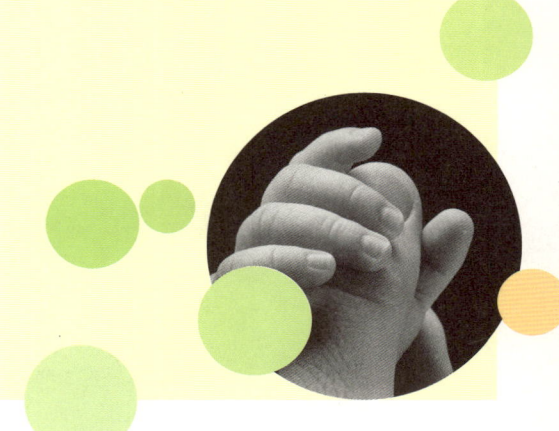

차례

Part 4

체질별로 잘 오는 병

- 온몸 여기저기 안 아픈 곳이 없어요 162
- 불안, 초조, 신경질, 짜증이 납니까? 163
- 공황장애 164
- 조금만 걸어도 다리가 저리고 아프다 166
- 감기에 자주 걸려요 169
- 소아천식 171
- 푸석푸석 잘 붓는 여성 172
- 중이염 173
- 두드러기 175
- 유방암·자궁암 175
- 고혈압·저혈압 176
- 혈압약! 과연 먹어야 될까? 177
- 위암 178
- 크론병/궤양성 대장염 178
- 자꾸 살이 빠져요(위하수) 179
- 글씨를 쓰거나 술잔을 잡으면 손이 떨린다 179
- 자도 자도 피곤해요 180
- 과민성 대장 증후군 181
- 반복되는 방광염 182
- 임신도 아니면서 생리가 없다 182
- 생리양이 너무 많아요 183
- 위축성 위염 183
- ADHD 184
- 폐암 185
- 간암 186
- 대장암 186
- 치매 187
- 야뇨증 188
- 건선 188
- 중증 근무력증 190
- 간질은 치료된다 191

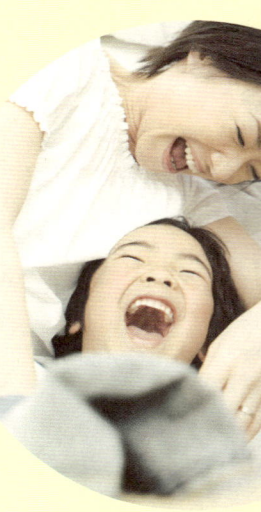

Part 5

성장 프로그램

- 성장 프로그램의 장점 195
- 태양인-금양·금음체질의 키 크는 비결 195
- 각 체질별 성장 프로그램 199

Part 6

건강정보

- 현미와 체질 211
- 홍삼과 체질 211
- 금과 체질 212
- 1일 1식(食) 213
- 아침식사, 할까? 말까? 213
- 비타민과 체질 214
- 색깔과 체질 215
- 당뇨병의 식이요법 216
- 출산 후 미역국과 체질 217

Part 7

한방 다이어트

- 한방 다이어트의 원리 221
- 한방 다이어트의 장점 224
- 한방 다이어트의 약재 226
- 다이어트! 이런 점이 궁금해요 228
- 살이 빠져야 키가 큰다 230
- 살이 빠져야 임신이 잘 된다 230
- 출산 후 살이 많이 쪘어요 231
- 한방 다이어트 육필 수기 모음 233
- 한방 다이어트 262
- 소아비만 264
- 아디포 시술 265
- 바디매선 266
- 산삼비만약침 267
- 동안침 268
- 해독다이어트 화관요법 269

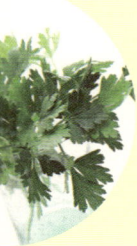

Part 1

체질개선

미래의 의학은
개인별 맞춤 의학이다

4체질과 8체질

인간의 체질은 왜 다른가?

체질침이란?

체질한약이란?

체질개선 전문 한의원

체질을 개선하여
사는 날까지
아프지말고 건강하게 삽시다

의료법인 제세의료재단
제세 한의원

체질 개선의 아름다운 사례

원장님 안녕하세요.

전 10년 전 이곳을 친구 소개로 왔습니다. 10년 동안 금양체질로 시키는 대로 음식을 가리면서 살았습니다. 젊을 땐 힘들어도 그저 참고 살았는데 갱년기가 오니 힘이 없고 피곤해서 사는 게 너무 힘들어요.

몸에 좋다는 음식은 나름대로 많이 먹어도 효과가 없어 나중에는 힘내려고 고기를 많이 먹었어요.

그러니 눈이 시리고 충혈되어 견딜 수가 없었는데 여러 곳의 안과에서는 알레르기라는 진단, 어떻게 할 수 없었어요. 40대 중반부터 냄새를 못 맡아서 큰 병원에 가니 후각이 퇴화되어 방법이 없으니 그대로 살아야 된다는 거예요. 변비에, 배에 까스가 차서 아프고 얼굴엔 기미도 생기고 잠도 못 자고 모든 게 힘들어 내 생각엔 사람이 환갑까지 살면 환갑잔치를 하는 게 맞구나 생각했어요.

지금 63살입니다. 2004년 2월 어느 날 여기 올 땐 정말 절박했어요. 그러니 얼마나 철저히 시키는 대로 했겠어요. 여태껏 고기 한 조각 입에 넣지 않았어요. 옆에선 독하다, 영양실조 걸린다느니 별소리를 다했지만 자신이 차츰 좋아지는 걸 느꼈으니까요.

　가족, 형제와 주위 많은 이를 소개했습니다. 그중 나와 같은 체질인 친언니가 있는데 몸에 원형 버짐이 생겨 온갖 치료를 해도 낫지 않고 그랬는데 여기서 약 먹고 음식 가리니 금방 좋아졌어요. 혈색도 좋아지고 눈 붓는 것도 없어지고 피곤함도 없어지고 언니 왈, 전에 비하면 장군이 되었답니다.

　전 좀 오래 걸렸어요. 금니도 뽑았어요. 옆에서 음식 가려먹지 말라고 하던 사람들도 같이 운동할 때는 그런 풀떼기 먹고 어디서 그런 힘이 나느냐 해요.

　지금은 정말 건강해졌어요. 피부 결도 매끈해지고 그전엔 항상 꺼칠하고 각질 생기고 추위도 많이 탔는데 이제 추위도 덜 타요. 저는 어디서나 자신 있게 원장님을 말한답니다.

　저를 제세한의원과 연 맺어준 친구도 고맙고 원장님 건강하셔서 나 같은 많은 사람을 살펴 주십시오.

2014. 2.15
서울 강남구 대치동
윤수○

왜 체질개선을 해야 하는가? (1)

많은 사람들이 이렇게 말합니다.

"어차피 한번 살다가 가는 인생인데 죽는날까지 아무거나 먹고 싶은 대로 먹고살다가 하늘이 오라하면 가면되지 굳이 아둥바둥 음식가려 먹고 건강 챙긴다고 몸에 좋다는 것 찾을 필요가 있나?"

다음의 기사를 읽어보세요.

잘못된 식습관이 인생의 마지막 10년을 병들게 만든다.
2013년 6월 20일 조선일보 일면기사

조사연구소 미국 워싱턴대 건강측정 평가연구소(IHME)
조사연구원 크리스토퍼 머레이교수님
기사내용 한국인의 기대수명은 79.7세(2010년 기준)이지만 실제 병으로 시름시름 앓지 않고 건강하게 살 수 있는 나이는 70.3세 정도로 나타났다. 한국인은 9.4년 동안은 각종질병 등에 시달리다가 숨을 거둔다는 얘기다. 이번조사에서 한국인들이 황혼기에 9.4년이나 건강하지 못한 삶을 사는 주된 원인으로는 **건전하지 못한 식습관**이 꼽혔다. 그 다음으로는 술과 담배가 한국인의 건강에 가장 큰 영향을 끼치는 것으로 나타났다.

○ **건강한 수명을 늘이려면** - 불면증, 우울증, 관절염, 당뇨병, 심혈관 질환 및 평소 불편한 질병과 증상을 젊었을 때부터 다스려야 무병장수 할 수 있다.

그러므로 죽는 것이 겁나는 것이 아니라 말년에 10년 가까이 암의 극심한 통증이나 치매에 걸려 가족도 못 알아보고 가족 고생시키기도 하고 혹은 중풍에 걸려 수년을 수족을 제대로 못쓰는 등 비참한 최후를 맞이 했을 때 대부분의 사람들은 인간으로 태어난것을 후회합니다.

왜 체질개선을 해야 하는가? (2)

결국 그동안 잘살았으니 큰 병이 오기전에 지금부터라도 체질개선을 하여 무서운 질병을 예방하는 것이 최선이고 또 한두차례 질병을 앓은 사람도 더이상의 큰 고통을 막기위해 노력을 해야합니다.

저는 이렇게 비유합니다.
차를 사서 10년간 탔으면, 제세수리소에 맡겨 내부에서 바깥까지 깨끗이 수리하여 다시타면 10년은 더 탈 수 있습니다. 그러나 그러한 과정없이 계속 타다가 큰 고장이 나면 고치지도 못하고 폐차 처분해야 합니다.
차는 다시 사면 되지만 인생은 돌이킬 수가 없습니다.

건강하도록 체질개선을 하여 잘못된 음식으로 인한 체내의 독소를 해독시키면서 병에 대한 저항력과 면역력을 길러주어야 99-88-234 할 수 있습니다.

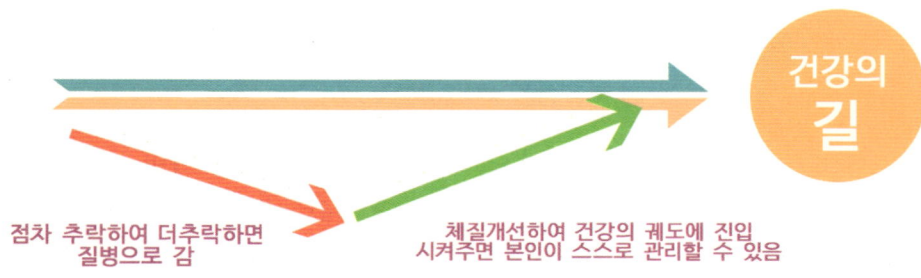

점차 추락하여 더추락하면 질병으로 감

체질개선하여 건강의 궤도에 진입 시켜주면 본인이 스스로 관리할 수 있음

건강의 길

체질개선을 하는데 얼마나 걸리나요?

최소한 3개월은 해야되고 6개월이면 건강이 좋아지는것을 실감하고 1년이면 옛날 젊은날의 몸으로 되돌아간 기분이 듭니다.

검 사

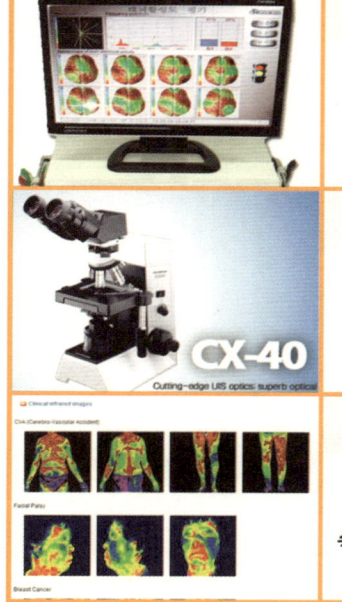

디나미카
뇌의 활성도 평가
(치매의 가능성 예측)

생혈액분석
피를 한방울 빼서 핏속의 상황을 현미경으로 직접 보고 문제점을 분석하는 장비

적외선 체열진단
인체의 열의 분포도를 분석하여 혈액순환 및 속이 냉한가 아니면 열이 많은가를 분석하는 장비

치 료

- 체질식 - 8가지 체질별로 철저한 음식지도
- 체질섭생 - 체질별운동법, 복용법, 호흡법 지도
- 건강보조식품 - 비타민을 비롯하여 각종건강식품을 지도
- 체질별로 특히 잘올 수 있는 질병을 예고하여 예방에 만전을 기하고 특히 건강검진시 문제될 수 있는 장기에 집중검사를 하도록 추천

한 약

제세한의원에서 국산한약재로 직접 만든 나만을 위한 맞춤 보약

체질별 기본치료약재가 10가지 있으며 오른쪽 페이지의 리스트 중 체크된 항목당 1가지씩 약재가 추가되어 제조하므로 이렇게 제조된 한약은

이 세상에서
「 오로지 나만을 위한 맞춤약 」이 됩니다.

오른쪽 페이지의 리스트 25가지 항목 중 10가지 이상에 해당되면 체질 개선을 서둘러야 합니다.

체질개선을 하면 건강이 보입니다.

제세한의원에서 국산한약재로 직접 만든 나만을 위한 맞춤보약

현재 나의 건강 상태는 어떤지 해당되는 ■에 ✔해보세요!

- 최근 들어 부쩍 노화가 진행된다는 느낌이 든다.
- 피부가 예전에 비해 탄력이 떨어지고 혈색도 나빠진다.
- 기억력과 집중력이 자꾸 떨어지며, 가끔 건망증도 일어난다.
- 정력 감퇴, 성욕 감퇴
- 머리카락이 힘이 없고, 탈모가 있으신 분
- 술을 자주 마셔 주독이 쌓인 경우
- 술이 빨리 취하고 (필름 끊어짐) 숙취가 오래가는 경우. 술을 못이김
- 담배를 많이 피워 폐에 니코틴이 누적된 경우
- 소변이 시원치 않고 자다가도 소변이 마려워 여러 번 깨는 경우
- 잠을 자고 일어나도 개운하지 않은 기분
- 병에 대한 저항력, 면역 기능이 떨어진 경우
- 머리가 맑지 않고 띵 하다.
- 감기나 몸살 증상이 자주 나타난다.
- 만성피로, 무기력증
- 시력이 감퇴하고, 눈이 침침해 진다.
- 업무 스트레스로 인해 정신적, 육체적 피로가 쌓인 경우
- 자주 우울하고 수면장애(깊은 잠을 이루기가 힘듦)가 있으신 분
- 혈액순환장애(손발이 차고 저리기도 함)가 있으신 분
- 양약을 오래 복용하여 체내에 화학물질이 구석구석 축적된 경우
- 등산이나 운동을 해보면 전과 달리 체력이 떨어진 느낌이 있다.
- 근육이 탄력을 잃어 물렁물렁해진 느낌이 든다.
- 전에 비해 부쩍 소화력이 떨어진 느낌이 든다.
- 매사에 의욕이 점차 떨어지는 느낌
- 옛날에는 건강해서 겁나는게 없었는데 점차 건강에 자신감이 떨어진다.
- 건강검진 할때마다 결과가 나쁘게 나온다.

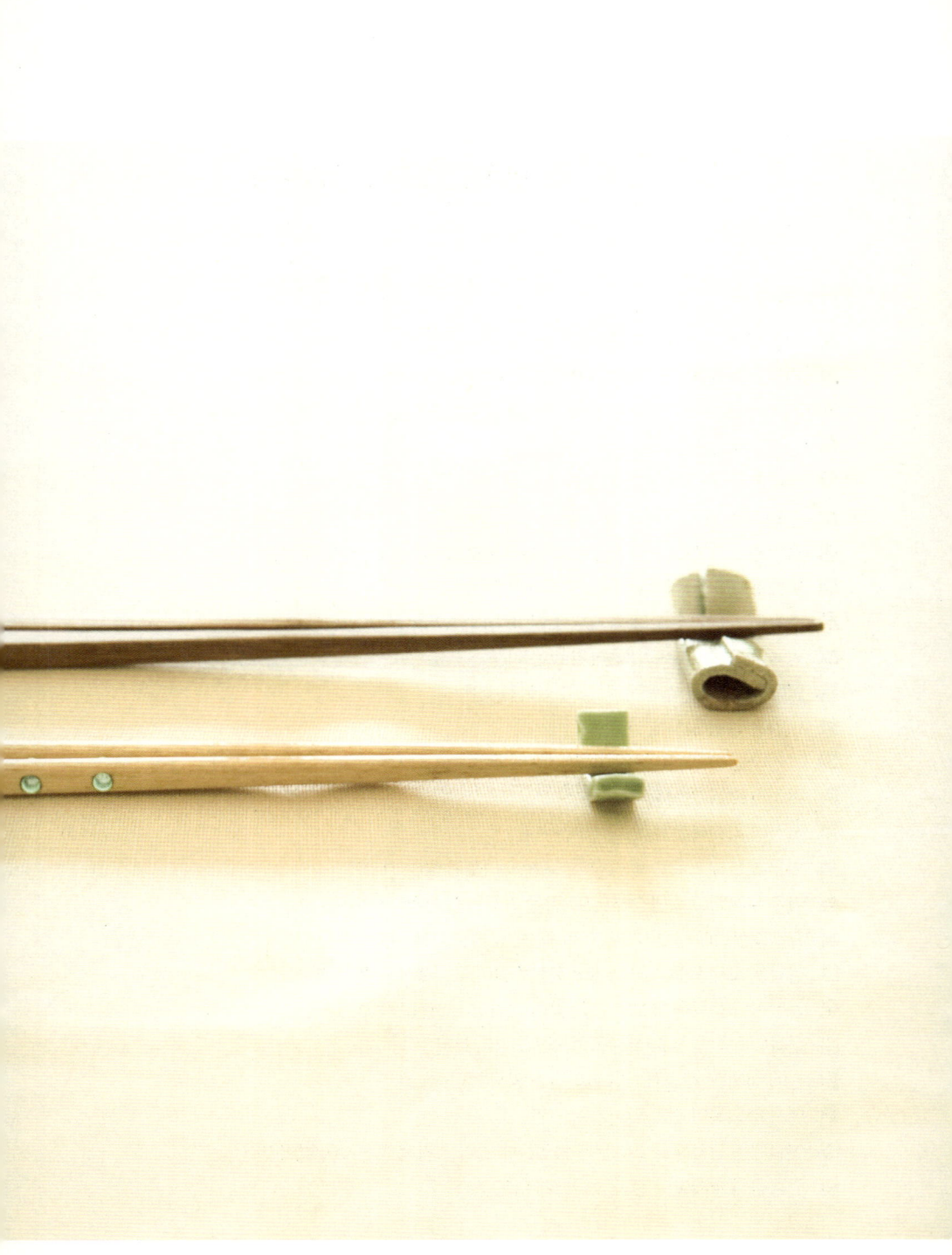

미래의 의학은 개인별 맞춤 의학이다

동양의학이나 서양의학을 막론하고 '개인별 맞춤 의학 시대'가 열리고 있다. 그 사람에게 꼭 맞는 식생활을 권장하고 또한 같은 병이라도 개인별로 약 처방이나 침 처방을 달리하는 맞춤형 건강시대에 살고 있는 것이다.

미국에서는 게놈 프로젝트라고 하여 과학자 1만 2천여 명을 동원해 50년간 연구하는 방대한 작업을 진행하고 있는데, 이 프로젝트의 2대 목표는 맞춤 약, 맞춤 음식이다.

그런데 이 연구를 시작한 지 15년밖에 안되었기에 향후 34년이 지나야 그 성과가 현실로 나타나게 될 것이다.

그러므로 서양의학에서는 개인별 맞춤치료는 아직 현실화되지 않았다고 할 수 있다.

반면 한의학에서는 이미 115년 전인 1900년에 태양인 이제마 선생에 의해 4체질이 발표되어 체질별 맞춤 약 시대가 열렸고, 1965년 동호 권도원 박사에 의해 8체질별 맞춤 침 처방이 발표되었으며, 1974년 역시 권도원 박사에 의해 8체질별 맞춤 음식이 발표되어 현재 질병 치료에 적극 활용되고 있다.

이렇듯 개인별 맞춤치료는 한의학이 서양의학에 한발 앞서 전 세계 인류에게 치료의 새 지평을 이미 열어준 것이다. 그러므로 나의 체질을 정확히 파악하고, 나만의 섭생법을 잘 알고 실천해서 건강한 삶을 영위할 수 있기를 희망한다.

체질을 알면 건강이 보인다

체질을 알면 건강하게 살 수 있는 길이 열린다.
또한 그것이 예방의학의 첫걸음이 된다.
현대인의 모든 병(암, 중풍, 고혈압, 당뇨, 협심증, 심근 경색, 류머티스 관절염, 디스크 등)은 거의 대부분 잘못된 식생활과 섭생 때문에 생긴다.
체질에 맞지 않는 음식을 오랜 세월 동안 먹은 결과 인체 내 오장육부의 불균형을 초래하여 무서운 질병을 야기하게 된다.
그러므로 자기 체질을 정확히 알고 스스로 자기 몸을 관리해야 무병장수할 수 있다.

4체질과 8체질

사람의 혈액형이 크게 A형, B형, AB형, O형 등 4가지로 다르듯이 1900년 동무 이제마 선생은 사람의 외형은 비슷해 보여도 4가지의 각각 다른 체질로 나누어진다는 사상 체질론을 발표하였고, 이후 1965년 동호 권도원 박사는 사람의 체질은 4가지가 아니라 8개의 각각 다른 체질로 분류되어야 한다고 주장하였다.

필자는 사람의 체질은 8가지로 분류되어야 합당하다고 본다. 왜냐하면 태양인 중에도 금양체질과 금음체질은 확연히 다른 구조를 가지고 있다.

예를 들면 태양인-금양체질은 새우가 이롭지만 태양인-금음체질은 새우가 상당히 해롭다. 그러므로 사람을 4가지 측면에서만 살펴보면 부족한 면이 많다. 그런데 8가지 각도에서 조명해 보면 완벽한 인체에 대한 설명이 가능하다. 그러나 독자들은 4가지 체질의 용어에 익숙해 있으므로 다음과 같이 정리를 해본다.

4체질	태양인	태음인	소양인	소음인
8체질	금양체질	목양체질	토양체질	수양체질
	금음체질	목음체질	토음체질	수음체질

인간의 체질은 왜 다른가?

그 이유를 한마디로 요약하면 사람마다 오장 육부의 해부학적 실제크기가 각각 다르므로 그 크기 여하에 따라 기능에도 차이가 있다고 볼 수 있다. 오장 육부의 크기에 따라 8가지 체질로 나누어진다.

예를 들면, 한국인 평균 대장의 길이는 1.5m인데 대장이 가장 긴 태양인-금음체질은 2m 정도가 되고, 가장 짧은 태음인-목음체질은 1.2m 정도에 불과하다.(비슷한 체격인데도 체질에 따라 대장 길이는 거의 2배 차이가 난다.) 또 한국인 평균 간의 부피는 1357cc인데 간이 가장 큰 태음인-목양체질은 1600cc 이상이고, 간이 가장 작은 태양인-금양체질은 900cc 이하에 불과하다.

그러면 장기가 크고 긴 것이 좋다고 볼 수 있을까?

신발이 커도 불편하고 작아도 불편하듯이 장기는 크지도 작지도 않은 평균 사이즈가 적당하다.

크고 길면 그 기능이 지나치게 왕성해서 병으로 되기 쉽고, 반대로 작고 짧으면 그 기능이 지나치게 위축되어 역시 병으로 되기 쉽다.

즉, 큰 것도 병이요 작은 것도 병이다.

	제일 큰 장기	다음 큰 장기	평균 장기	조금 작은 장기	제일 작은 장기
금양	폐	췌장	심	신	간
목양	간	신	심	췌장	폐
금음	대장	방광	위	소장	담
목음	담	소장	위	방광	대장
토양	췌장	심	간	폐	신
수양	신	폐	간	심	췌장
토음	위	대장	소장	담	방광
수음	방광	담	소장	대장	위

오장 육부의 크기를 알려주는 익숙한 말들

- 간 큰 남자
- 너무 놀라서 간이 콩알만 해졌다.
- 육식동물은 장이 짧고 초식동물은 장이 길다.
- 서양 사람은 육식을 하므로 장이 짧고, 동양 사람은 채식을 하므로 장이 길다.

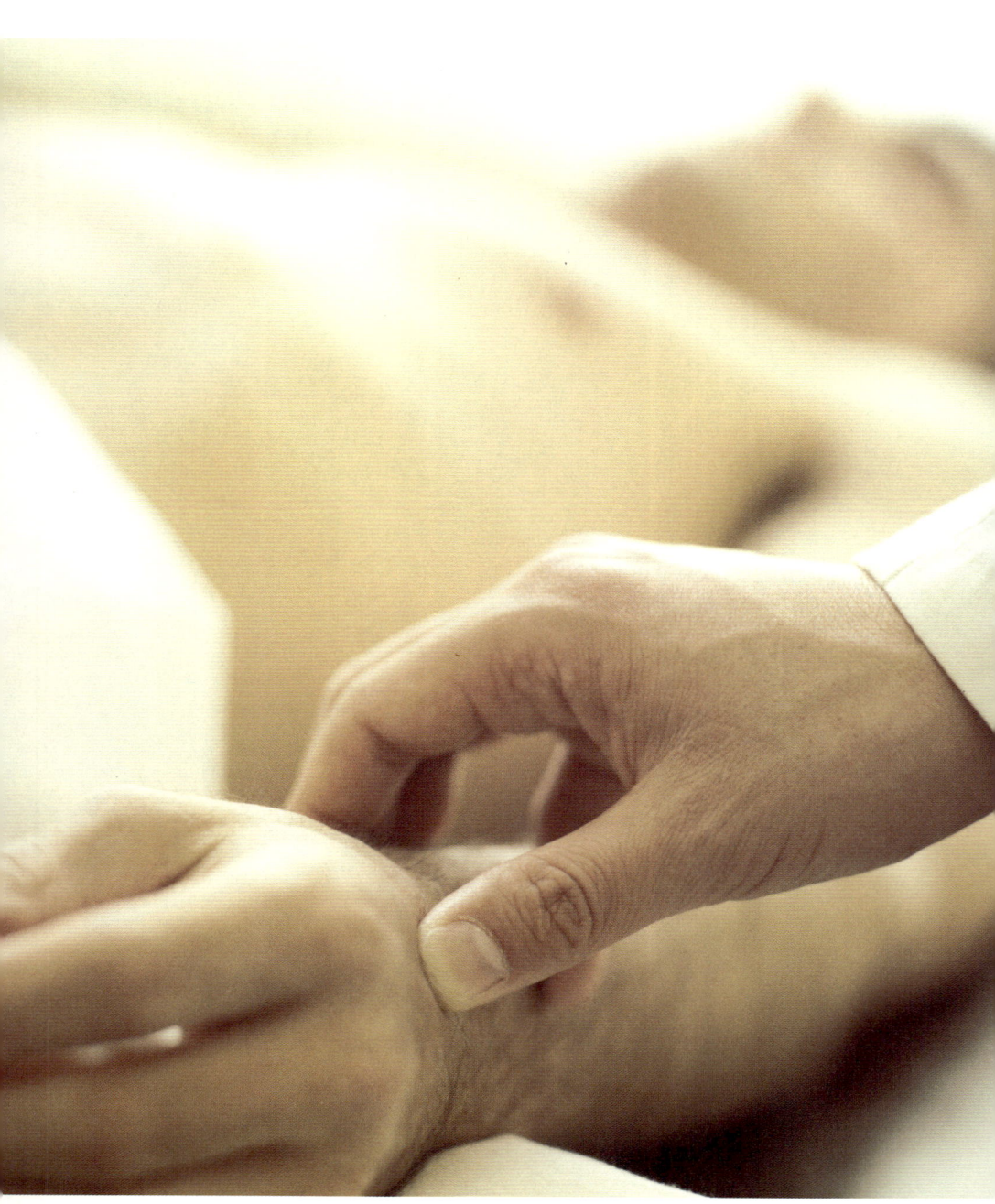

체질침이란?

  같은 질병이라 하더라도 체질에 따라 침을 시술하는 부위를 달리해서 치료 효과를 극대화시킨 침법을 말하는데, 예를 들면 같은 디스크를 치료할 때도 체질별로 침놓은 자리가 전부 다르다. 그리고 체질침을 시술해 보면 그 사람의 체질을 정확히 알 수 있으므로 그 사람에게 좋은 음식, 나쁜 음식 및 체질에 맞는 운동법을 알려 줄 수 있다.

장점 1 시술시간이 짧고 예전의 침처럼 아프지 않으며 효과는 월등히 뛰어난 치료법이다.

장점 2 체질침을 시술해 보면 그 사람의 체질을 정확히 알 수 있으므로 체질에 좋은 음식과 나쁜 음식 및 체질에 맞는 운동법, 이로운 약 등을 알 수 있다.

장점 3 기존의 침에서 해결 못하던 각종 난치병도 체질침으로 충분히 치료될 수 있다.

체질한약이란?

예로부터 인삼이 좋은 체질이 있고 나쁜 체질이 있다고 알려져 왔는데, 인삼만 그런 것이 아니라 모든 한약재가 그러한 작용을 한다. 그러므로 체질에 따라 약재를 달리 투여해야 효과를 높일 수가 있다. 예를 들면 사람들에게 많이 알려진 3대 보약이 있는데 그것도 체질에 따라 다르다.

녹용대보탕 – *태음인에게 이로운 보약*
십전대보탕 – *소음인에게 이로운 보약*
육미지황탕 – *소양인에게 이로운 보약*

체질에 맞지 않으면 아무리 좋은 약이라도 독으로 변할 수 있음을 명심해야 된다.

체질 판별법

먼저 양쪽 손목의 맥을 짚어서 맥의 움직임을 살펴보고 설문지를 통해 평소 그 사람의 생리와 병리 및 섭생을 알아본 후 약을 먹여 보거나 침을 시술해서 위의 모든 상황을 종합 분석하여 최종적으로 그 사람의 체질을 판정하게 된다.

질병 예방과 치료

예방 - 질병이란 내부 장기의 크고 작은 불균형 때문에 오는 것이므로 자기의 체질을 알아서 섭생을 잘하면 오장 육부가 균형을 이루어서 건강한 삶을 영위할 수 있을 것이다.

치료 - 인간은 태생적으로 장기의 불균형을 가지고 태어나지만 적당히 조절하면 질병까지는 가지 않는데 섭생을 잘못하면 병으로 발전한다. 말하자면 장기가 큰 것은 기능이 너무 항진되어 질병으로 되기 쉽고 장기가 작은 것은 기능이 너무 약해서 또한 질병으로 되기 쉽다. 따라서 큰 것은 깎아 주고, 작은 것은 보강해 주는 체질침과 체질한약으로 치료하면 특별한 효과를 기대할 수 있을 것이다.

Part 2

8체질 각각의 특징과 권장사항

- 태음인 – 목양체질
- 태음인 – 목음체질
- 태양인 – 금양체질
- 태양인 – 금음체질
- 소양인 – 토양체질
- 소양인 – 토음체질
- 소음인 – 수양체질
- 소음인 – 수음체질

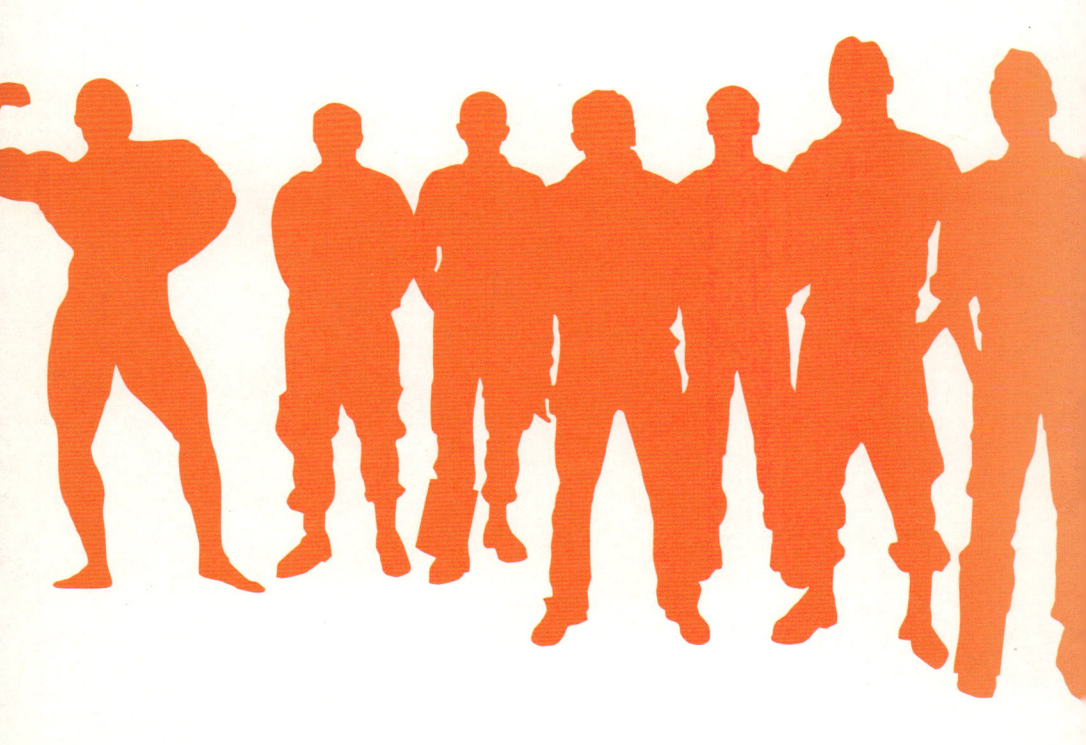

다음은
8체질 각각의 특징을
적어본다

　나에게 해당되는 사항이 이 체질 특징 표에서도 나오고 저 체질 특징 표에서도 나오므로 한 가지 표만 보고 "나는 OO체질이다" 라고 확정짓는 것은 곤란하다. 그러나 체질별 특징 표를 살펴봐서 자기에게 해당하는 항목이 가장 많은 것을 자기 체질로 보면 어느 정도 맞는다고 할 수 있다.
　그런데 체질은 정확하게 알아야만 건강에 도움이 되지, 잘못 알면 도움은커녕 해로울 수가 있으니 정확한 체질 판별을 위해 이 책을 읽은 독자는 필히 체질 전문 한의사에게 정확한 진찰을 받기를 권한다. 그리고 자기에게 이로운 음식과 해로운 음식은 태어날 때부터 이미 결정되어 있는 것이므로 건강이 안 좋을 때는 물론이요 평소 건강할 때도 잘 지키기를 권유한다. 아무리 건강이 나쁜 사람이라도 6개월 정도만 잘 실천하면 너무도 달라진 자신을 발견할 수 있을 것이다. 그리고 평소에 특히 강조사항을 잘 실천하고 100%는 못 지켜도 식단 표대로 최대한 지키려고 노력한다면 건강한 삶을 유지하는데 큰 도움이 될 것임을 확신한다. 체질을 알기만 하면 뭐 하는가? 실천해야 건강에 도움 되지 않겠는가!

태음인-목양체질

■ 5장 6부의 크기
- 간이 크고 폐가 작으니, 간과 폐에 병이 잘 온다.

■ 외형
- 뚱뚱하고 체구가 크다. 눈사람 타입(8)
- 남자 : 얼굴이 검거나 붉다. 배가 나오고 허리가 굵다. 목이 짧다.
- 여자 : 살이 대책 없이 잘 찐다. 한번 찌면 굶어도 잘 안 빠지고 물만 마셔도 살이 찐다.

■ 성격
- 말수가 적고 과묵한 편
- 곰 같다는 소리를 자주 듣는다.
- 행동이 느리고 매사에 느긋, 조금 게으른 편. 운동을 싫어함
- 어질고 통이 크고 원만하며 너그럽다.
- 인정이 많아 남의 잘못을 쉽게 용서하는 편
- 음악에 소질이 없고 음치가 많다.
- 대인관계가 넓은 편이다.

■ 생 · 병리
- 건강할 때는 귀찮도록 땀이 나고 건강이 나빠지면 오히려 땀이 없다.
- 본태성 고혈압이 많은 체질이므로 혈압약 사용 시 주의가 필요하다.(평균보다 조금 높은 혈압이 건강한 상태임)

태음인-목양체질

- 사우나에 가서 땀을 빼고 나면 몸이 개운하다.
- 포도당 링거 쇼크가 일어날 수 있다.
- 말을 많이 하면 피곤해서 꼭 필요한 말 외에는 잘 안 함
- 경기를 자주 하는 어린이
- 병에 대한 고통을 조금 과장되게 표현
- 폐가 작아 조금만 움직여도 잘 씩씩거림
- 술 한 잔만 먹어도 얼굴이 붉어지고 숨찬 사람도 간혹 있다.(100명 중 1명꼴)
- 덩치는 큰데 엄살이 많다.

■ 권장사항

- 등산을 자주 하고 말을 적게 하세요.
- 뜨거운 물에 목욕을 자주 하세요.
- 운동이나 사우나를 하여 땀을 많이 나게 하세요.
- 포도주는 해롭습니다.
- 대장질환, 관절염, 피부질환, 우울증, 고지혈증 등의 증상이 나타나면 해산물 섭취를 중단하고 오히려 육고기를 섭취하세요.(육고기는 삶은 수육의 형태가 가장 효과적입니다.) 원두 커피를 마시면 기분도 좋고 피로가 덜하며 머리도 상쾌하다.

■ 특히 강조사항

- 성인병이 제일 잘 오는 체질이므로 체질 음식을 잘 지키고 운동을 열심히 할 것

태음인-목양체질

- 잘 오는 병 : 암, 중풍, 고혈압, 당뇨, 협심증, 심근 경색, 고지혈증, 지방간, 고 콜레스테롤혈증
- 위의 병을 예방하기 위하여 평소 어린이용 아스피린을 평생 동안 복용하기를 추천합니다.

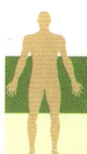

목양체질(태음인)

해로운 것

- 모든 바다 생선, 조개 종류
- 생배추
- 메밀, 고사리
- 감, 체리, 청포도
- 모과
- 포도당 가루, 포도당 주사
- 코코아, 초콜릿
- 비타민 E
- 푸른색 벽지, 푸른색 선글라스
- 수영, 알로에베라

이로운 것

- 모든 육고기
- 민물장어, 미꾸라지, 메기
- 쌀, 메주콩, 수수, 국산 밀가루
- 모든 뿌리채소
  (무, 당근, 도라지, 연근, 토란 등)
- 마늘, 호박, 모든 버섯 종류
- 배, 사과, 수박
- 모든 견과류(호두, 밤, 잣, 아몬드)
- 녹용, 인삼, 홍삼
- 원두커피, 우유, 노란 설탕
- 비타민 A, B, C, D, 아스피린
- 금으로 된 액세서리
- 붉은색 선글라스
- 알칼리성 물
- 등산
- 심호흡 운동은 들어 마시기를 길게

태음인-목음체질

■ **5장 6부의 크기**
- 쓸개가 크고 대장이 짧으니, 쓸개와 대장에 병이 잘 온다.

■ **외형**
- 뚱뚱한 체형의 사람이 많은데 간혹 날씬한 체형도 있다.
- 피부가 희고 부드러우며 살결이 무른 편
- 대체로 피부가 약하다.

■ **성격**
- 감수성이 예민하여 조금만 섭섭한 말을 들어도 감정이 잘 상함
- 유순하고 착하며 모질지 못하다.
- 눈물이 많은 체질
- 관대하고 사교적이어서 대인관계가 넓다.
- 성격이 좋아서 다른 사람으로부터 사람 좋다는 소리를 자주 듣는다.

■ **생 · 병리**
- 대장이 짧아 대변을 자주 본다. 신경을 쓰거나 찬 것을 먹으면 더 자주 본다.
- 대변이 가늘고 무르며 양도 적고 대체로 찔찔 눈다.
- 항상 배꼽 주변과 아랫배가 불쾌하고 가스 찬 듯 더부룩
- 추위를 잘 타며 손발이 냉하다.
- 아랫배가 차서 여름에도 배를 덮어야 잘 자고 배를 안 덮고 자면 배앓이를 한다.

태음인–목음체질

- 기관지가 약하다.
- 건강할 때는 잠이 많다.
- 운동신경을 타고났는데, 육식을 하면 근육의 발달을 도와서 거의 모든 운동에 더욱 능하게 된다.
- 해산물 섭취는 약한 대장을 더욱 약하게 할 뿐 아니라 선천적으로 열이 많은 담(간)을 더욱 흥분하게 하여 관대함이 사라지고 오히려 부정적인 집착과 불안감으로 불면증에 시달리게 된다.
- 찬 음식, 생선회, 오이, 상추를 먹으면 설사 잘함
- 두드러기가 잘 난다.

■ **권장사항**

- 아랫배를 따뜻하게 해주세요 ; 황토찜질팩
  (배가 냉하면, 다리가 무겁고 허리가 아프고 대변이 고르지 못하며 정신이 우울하고, 몸이 차고 때로 잠이 안 옵니다.)
- 아랫배의 불편과 만성설사의 원인은 해산물 섭취 때문
  (해산물을 먹으면 관절염, 피부질환, 우울증, 고지혈증, 비만이 온다.)

■ **특히 강조사항**

- 알코올 중독에 걸리기 쉬운 체질이니 술을 조심할 것
- 대장이 항상 문제이니 대장에 대한 검사 및 예방법에 관심을 기울일 것
- 찬물 목욕은 아주 해롭다.
- 찬물이나 찬 음식을 멀리하세요.

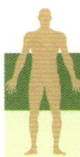

목음체질(태음인)

해로운 것

- 모든 바다 생선, 조개 종류
- 생배추, 모든 푸른 잎채소
- 메밀, 고사리
- 감, 체리, 청포도
- 인삼, 홍삼, 오가피, 모과
- 포도당 가루, 포도당 주사
- 코코아, 초콜릿
- 냉수욕

이로운 것

- 쇠고기, 돼지고기
- 민물장어, 미꾸라지
- 쌀, 콩, 대두, 수수, 율무, 국산 밀가루
- 모든 뿌리채소 (무, 당근, 도라지, 연근, 토란)
- 마늘, 호박, 모든 버섯 종류
- 멜론, 배
- 모든 견과류(호두, 밤, 잣, 아몬드)
- 원두커피, 우유, 노란 설탕
- 비타민 A, B, C, D, E
- 녹용, 스콸렌
- 알칼리성 물
- 금으로 된 액세서리
- 붉은색 선글라스
- 심호흡 운동은 들어 마시기를 길게

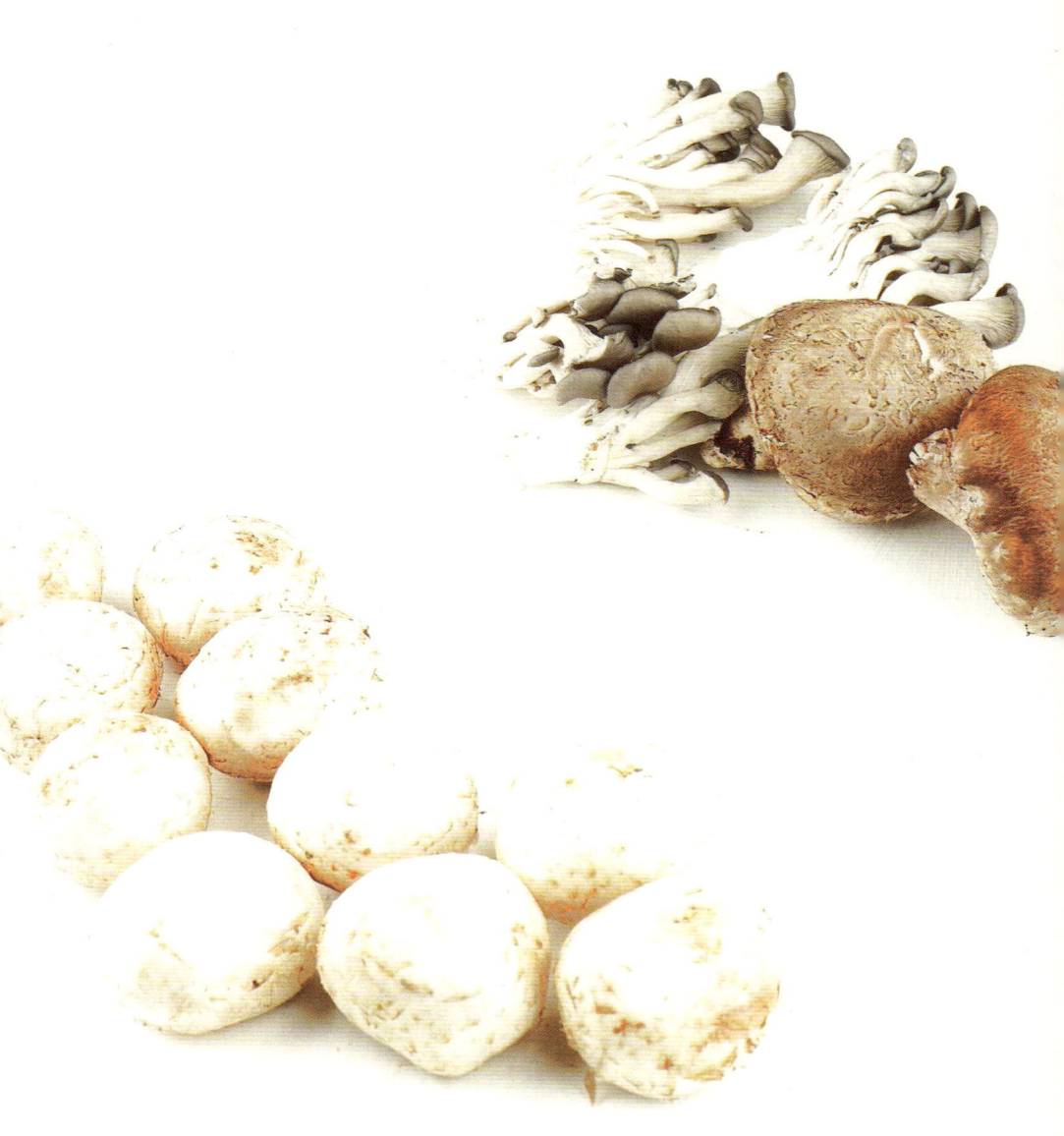

8체질 각각의 특징과 권장사항

태양인-금양체질

■ **5장 6부의 크기**
 - 간이 작고 폐가 크니, 간과 폐에 병이 잘 온다.

■ **외형**
 - 다양한 체형을 가짐
 - 부드러운 인상

■ **성격**
 - 8체질 중 독창성이 가장 뛰어나지만 비현실적이고 비노출적이며 비사교적
 - 과민하고 비현실적인 이상주의자로 대인관계가 넓지 못하고 좁고 깊은 편이다.
 - 체질에 맞지 않는 육고기와 양약 복용은 약한 간을 더욱 상하게 하여 부정적이고 수동적인 성격을 갖게 한다.
 - 창의력이 요구되고 혼자만의 시간이 가능한 의사, 작곡가, 종교인, 물리학자, 기초과학 분야의 직업이 적합
 - 음악을 좋아하고 기발한 아이디어
 - 인류를 이끌어온 위대한 천재가 이 체질에 제일 많다.
 - 창의적이고 사려가 깊어 실수가 적고 완벽주의적이다.
 - 주관이 뚜렷하여 매사에 일관성과 전문성을 나타낸다.
 - 클래식 음악가, 청각이 발달하여 음악에 조예가 깊다.
 - 성악가 조수미처럼 특이한 발성
 - 칸트처럼 매사에 정확하며(유명한 산책 시간) 완벽한 채식주의자

태양인-금양체질

- 에디슨과 같은 위대한 발명가

■ **생 · 병리**
- 땀을 많이 내면 기력이 쇠약해지므로 운동을 그다지 좋아하지 않는다.
- 사우나를 하고 나면 몸이 쳐진다.
- 뜨거운 곳에서 땀내고 나면 기운이 빠지고 감기가 잘 온다.
- 알레르기성 질환이 제일 많다.(아토피성 피부염, 비염, 천식, 중이염, 축농증, 결막염) 특히 아토피성 피부염에 걸린 어린이는 대부분 금양체질
- 마취가 잘 안되거나 마취가 되어도 빨리 깨어나는 경우가 있다.
- 국소마취에도 졸도하는 등 마취에 거부반응이 있다.
- 어린이는 감기가 걸리면 중이염으로 금방 발전한다.
- 항상 코가 안 좋다.
- 태양인 한약이 아닌 일반 한약을 먹으면 효과가 없거나 오히려 소화가 안 되고 설사가 나는 등 부작용으로 복용 도중 중단하는 경우가 많다.
- 포도당 링거를 맞으면 피로도 개선되고 건강이 좋아진다.

■ **권장사항**
- 일광욕과 땀을 많이 내는 것을 피하세요.
- 푸른 잎채소와 바다 생선을 주식으로 하세요.
- 허리를 펴고 서 있는 시간을 많이 가지세요.

태양인-금양체질

■ **특히 강조사항**

- 모든 양약이 효과가 없거나 부작용이 온다.
  (특히 항생제의 부작용이 심각하다.)
- 모든 육고기, 우유, 요구르트를 절대로 먹지 마세요. 먹으면 나중에 무서운 암이 올 수 있습니다.
- 간이 항상 문제이니 간에 대한 검사 및 예방법에 관심을 기울일 것

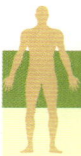

금양체질(태양인)

해로운 것

- 모든 육고기, 고래고기, 모든 민물고기
- 밀가루, 수수, 콩
- 모든 뿌리채소 (무, 당근, 도라지, 연근, 토란 등)
- 마늘, 고추, 호박, 모든 버섯 종류
- 사과, 배, 머루포도
- 인삼, 홍삼
- 모든 견과류(호두, 잣, 밤, 아몬드)
- 커피, 우유, 요구르트 및 모든 차 종류
- 인공조미료, 가공 음료수, 설탕
- 비타민 A, B, C, D
- 모든 양약, 페니실린, 아스피린
- 금으로 된 액세서리, 금니
- 더운물 목욕, 사우나, 심한 등산
- 알칼리성 음료
- 술, 담배
- 숲 속의 거주지

이로운 것

- 모든 바다 생선, 조개류
- 쌀, 메밀, 팥, 녹두, 보리
- 모든 푸른 잎채소
- 오이, 가지, 배추, 양배추, 상추, 고사리
- 딸기, 복숭아, 체리, 감, 참외, 바나나
- 코코아, 초콜릿(우유 포함되지 않은 것)
- 모과, 메밀차, 알로에베라
- 젓갈, 얼음
- 포도당 가루, 포도당 링거
- 산성물(수돗물, 정수기물, 생수, 약수)
- 비타민 E
- 푸른색 선글라스
- 물가나 평지 산책
- 심호흡 운동은 내뱉는 숨을 길게

8체질 각각의 특징과 권장사항

태양인-금음체질

■ **5장 6부의 크기**
- 대장이 길고 쓸개가 작으니, 대장과 쓸개에 병이 잘 온다.

■ **외형**
- 날카로운 눈매, 눈 끝이 위로 올라감
- 눈두덩이 튀어나오고 광대뼈도 돌출
- 피부가 매끄럽다.(비단 피부)

■ **성격**
- 조그만 일에도 화를 잘 낸다.(신경질적)
- 아주 급한 성격
- 여럿이 모이면 혼자서 말을 다 한다.
- 남 앞에 나서기를 좋아함
- 뛰어난 통치력의 소유자가 많아 위대한 정치가가 많다.
- 세상을 한눈에 꿰뚫어 보는 직관력과 큰 야심
- 운동신경 발달(마라톤 선수, 씨름선수, 격투기 등)
- 영웅들 중 체질에 맞지 않는 육식을 하여 이성을 잃어버려 폭군이 된 경우도 많다.
- 영웅은 색(色)을 좋아한다고 했는데 거의 금음체질
- 이루고자 하는 욕심이 아주 많다.
- 데모 잘 하는 체질
- 욱! 하는 성질

태양인-금음체질

- 겁이 없다, 약간 과격한 면이 있다.
- 잘 따진다.(자기는 이러는 줄 잘 모름)
- 술을 좋아하고 주량이 센 편(술을 사랑하는 체질)
- 술을 메고는 못 가도 먹고는 갈 수 있는 애주가
- 가창력이 뛰어나 유명한 가수가 많다.
- 명랑하고 진취적이며 감성적 성격으로 민감한 편이다.
- 사려가 깊고 일관성이 있어 다양한 재주와 전문성을 나타낸다.
- 청각이 예민하여 음악적 재능이 있고 대인관계는 다양하고 원만한 편이다.
- 건강이 상하면 부정적인 성향을 보이며 소심해져서 의심이 많아지고 자기 주장이 지나치게 강해지는 모습을 보인다.

■ 생 · 병리

- 체력이 뛰어난 편, 지칠 줄 모른다.
- 대변이 항상 가늘고 무르며 찔찔 눈다.
- 하복부가 항상 더부룩하고 가스가 잘 찬다.
- 배꼽 주변이 불편
- 몸이 안 좋으면 대변부터 이상이 온다.
- 알레르기 질환이 많다.(비염, 피부병)
- 감기를 달고 산다
- 희귀병에 잘 걸린다

태양인-금음체질

■ **권장사항**

- 항상 몸을 시원하게 유지할 것
- 항상 온수욕보다 냉수욕을 즐겨야 한다.
- 땀을 많이 내면 피로감이 쉽게 온다.
- 태양인 한약이 아닌 일반 한약을 먹으면 효과가 없거나 오히려 소화가 안 되고 설사가 나는 등 부작용으로 복용 도중 중단하는 경우가 많다.
- 항상 해산물과 채식을 위주로 섭취할 것.

■ **특히 강조사항**

- 모든 육고기, 우유, 요구르트를 절대로 먹지 마세요.
   (소화불량, 만성피로, 신부전, 자가면역질환, 근무력증, 파킨슨병을 유발)
- 평소 화를 내지 않는 것이 건강에 매우 중요합니다.
- 모든 양약이 효과가 없거나 부작용이 온다.(항생제 부작용이 심각하다.)
- 대장이 항상 문제이니 대장에 대한 검사 및 예방법에 관심을 기울일 것

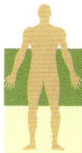

금음체질(태양인)

해로운 것

- 모든 육고기, 고래고기, 민물고기
- 우유, 요구르트, 커피, 모든 차 종류
- 밀가루, 수수, 콩, 마늘
- 호박, 토란, 밤, 잣, 은행, 아몬드
- 모든 뿌리채소(무, 당근, 도라지, 연근, 토란 등)
- 모든 버섯 종류
- 배, 사과, 멜론
- 인공조미료, 설탕
- 알칼리성 물
- 비타민 A, C, D, E
- 금으로 된 액세서리, 금니
- 페니실린, 아스피린
- 더운물 목욕, 반신욕, 사우나
- 심한 등산, 숲 속의 주거지
- 컴퓨터 과용

이로운 것

- 모든 바다 생선, 조개류, 김, 젓갈
- 쌀, 메밀
- 모든 푸른 잎채소, 오이, 고사리, 파, 생강
- 겨자, 후추, 오가피, 메밀차
- 포도, 복숭아, 감, 앵두, 파인애플, 딸기
- 코코아, 초콜릿(우유 포함되지 않은 것)
- 산성물(수돗물, 정수기물, 생수, 약수)
- 포도당 가루, 포도당 링거
- 노란색 선글라스
- 수영
- 심호흡 운동은 내뱉는 숨을 길게

소양인-토양체질

■ **5장 6부의 크기**
- 신장이 작고 췌장이 크니, 신장과 췌장에 병이 잘 온다.

■ **외형**
- 상체가 발달하고 하체가 약한 체형이 많지만 그렇지 않은 체형도 있음

■ **성격**
- 조급한 성격의 소유자이며, 느릿느릿한 사람을 싫어한다.
- 부지런하고 활동적이며 센스가 빠르다.
- 풍부한 감성과 발달된 색감으로 패션이나 미술에 재능을 보인다.
- 대인관계에서도 매우 적극적이며 사교적이다.
- 직선적이고 밝으며 정의감이 풍부하다.
- 매사에 서두르는 경향이 있어 일이나 말에 실수가 잦으며, 감성적이어서 쉽게 노여워하고 슬퍼하지만 쉽게 풀고 잘 잊는 편이다.
- 솔직 담백하고 어디를 가도 인기가 많다.
- 사람을 잘 사귄다.
- 매우 활동적이고 외향적인 성격
- 새로운 것에 대한 호기심이 많다.
- 진득하게 기다리는 것을 싫어한다.
- 가만히 앉아 있지를 못함.
- 길을 걸어가도 남 앞에서 걷고 약속 장소에 시간적 여유가 있어도 먼저 가서 기다린다.

소양인-토양체질

- 각종 모임의 살림을 잘 챙기고 잘 꾸려 나간다.
- 밖에 나가면 뭐든지 잘하고 집안일에는 무관심
- 용두사미인 경우가 자주 있다.
- 해야 될 일은 반드시 해야 직성이 풀림(여자들 중에는 밤중이라도 설거지를 해야 함)
- 남의 이야기를 잘 믿어서 낭패를 보기도 함(귀가 얇다.)
- 독신생활에 적합한 신부와 수녀의 경우 대부분 이 체질이다.
- 술값을 먼저 잘 낸다.
- 특별히 시각적 감각이 발달하여 미술가의 70%가 이 체질임(사진, 디자인 계통도 많다.)

■ **생 · 병리**

- 췌장과 위장이 강해서 식욕이 왕성하며 배고픔을 참지 못한다.
- 매운 음식, 닭고기, 사과 등을 즐기면 췌장의 열로 인해 식욕 절제가 더 어려워지고 당뇨병에 걸리기 쉬우며 이럴수록 성격은 더 조급해진다.
- 혈압이 낮은 것이 정상이다.
- 여자들 중 여름에 선풍기, 에어컨 바람을 싫어하고 차를 타고 가도 창문 열기 싫어함
- 불임환자, 당뇨환자의 경우 토양체질이 많다.
- 여름이라도 손발이 차서 양말 신음
- 방광이 약하여 수돗물 흐르는 소리에도 소변이 마렵다.

소양인-토양체질

■ **권장사항**
- 당신의 건강은 조급한 성격과 직결되므로 항상 여유 있는 마음으로 서둘지 않는 것이 당신의 건강법입니다.
- 술과 냉수욕은 아주 해롭습니다.
- 출산 후에 절대로 미역국 먹지 말 것
- 보리차가 최고의 건강 보약이다.
- 반신욕, 족욕이 대단히 이롭다.

■ **특히 강조사항**
- 신장이 항상 문제이니 신장에 대한 검사 및 예방법에 신경 쓸 것
- 당뇨가 잘 오는 체질이니 당뇨체크 자주 할 것
- 절대로 인삼, 홍삼, 꿀, 대추를 먹지 말 것

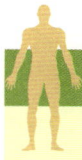

토양체질(소양인)

해로운 것

- 현미, 찹쌀
- 닭고기, 개고기, 염소고기, 노루고기
- 인삼, 홍삼, 벌꿀, 대추
- 미역, 다시마
- 감자, 고추, 생강, 파, 양파, 부추
- 사과, 귤, 오렌지, 망고, 자몽, 토마토, 레몬
- 참기름, 매실
- 비타민 B 군, 항생제
- 냉수욕
- 붉은색 선글라스

이로운 것

- 쇠고기, 돼지고기, 계란
- 대부분의 바다 생선 및 어패류 민물고기
- 쌀, 보리, 콩, 팥, 국산 밀가루
- 모든 채소, 두릅
- 구기자차, 영지버섯
- 감, 배, 참외, 수박, 멜론, 딸기, 바나나
- 비타민 E
- 얼음, 알로에베라
- 검은색 선글라스

소양인-토음체질

■ **5장 6부의 크기**
- 위가 크고 방광이 작으니, 위와 방광에 병이 잘 온다.

■ **외형**
- 상체가 발달하고 하체가 약한 체형이 많지만 그렇지 않은 체형도 있음.

■ **성격**
- 정직하고 활동적이며 매사에 긍정적이고 섬세하다.
- 센스가 빠르고 책임감이 강해 주어진 일에 성실하다.
- 시각이 발달하고 정확하여 미(美)적 감각이 뛰어나다.
- 마음이 여려 관대해 보이나 직선적이며 원칙론자이다.
- 급하고 소심한 면이 있어 그다지 사교적이지 못하다.

■ **생 · 병리**
- 위장이 지나치게 강하고 예민해서 오히려 소화불량이 잘 온다.
- 소화에 문제가 생기면 두통 및 전신적인 증상으로 발전하기 쉽다.
- 양약의 부작용이 심하다.(특히 항생제)
- 매운 음식, 닭고기, 사과 등은 만성 소화불량뿐 아니라 불안증 및 다양한 자율신경 실조증을 일으킨다.

소양인-토음체질

■ **권장사항**
- 음식은 늘 시원하고 신선한 것을 섭취할 것
- 술과 냉수욕은 아주 해롭다.
- 얼음을 많이 먹을 것
- 기름진 음식을 피할 것

■ **특히 강조사항**
- 절대로 인삼, 홍삼, 꿀, 대추를 먹지 말 것
- 위가 너무 커서 항상 문제이니 위에 대한 검사 및 예방법에 관심을 기울일 것

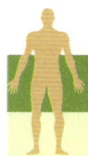

토음체질 (소양인)

해로운 것

- 닭고기, 개고기, 염소고기, 쇠고기
- 겨자, 후추, 계피, 카레, 생강, 파, 고추, 모든 매운 음식
- 사과, 귤, 오렌지, 자몽, 레몬 망고, 토마토
- 다시마, 미역
- 인삼, 홍삼, 대추, 벌꿀
- 비타민 A, B, D, 페니실린
- 술, 담배

이로운 것

- 보리, 쌀, 팥, 녹두
- 오이, 대부분의 푸른 채소
- 모든 바다 생선, 모든 조개류, 복어
- 돼지고기
- 감, 참외, 파인애플, 포도, 딸기, 바나나, 수박
- 알로에베라, 비타민 E
- 얼음, 초콜릿
- 푸른색 선글라스

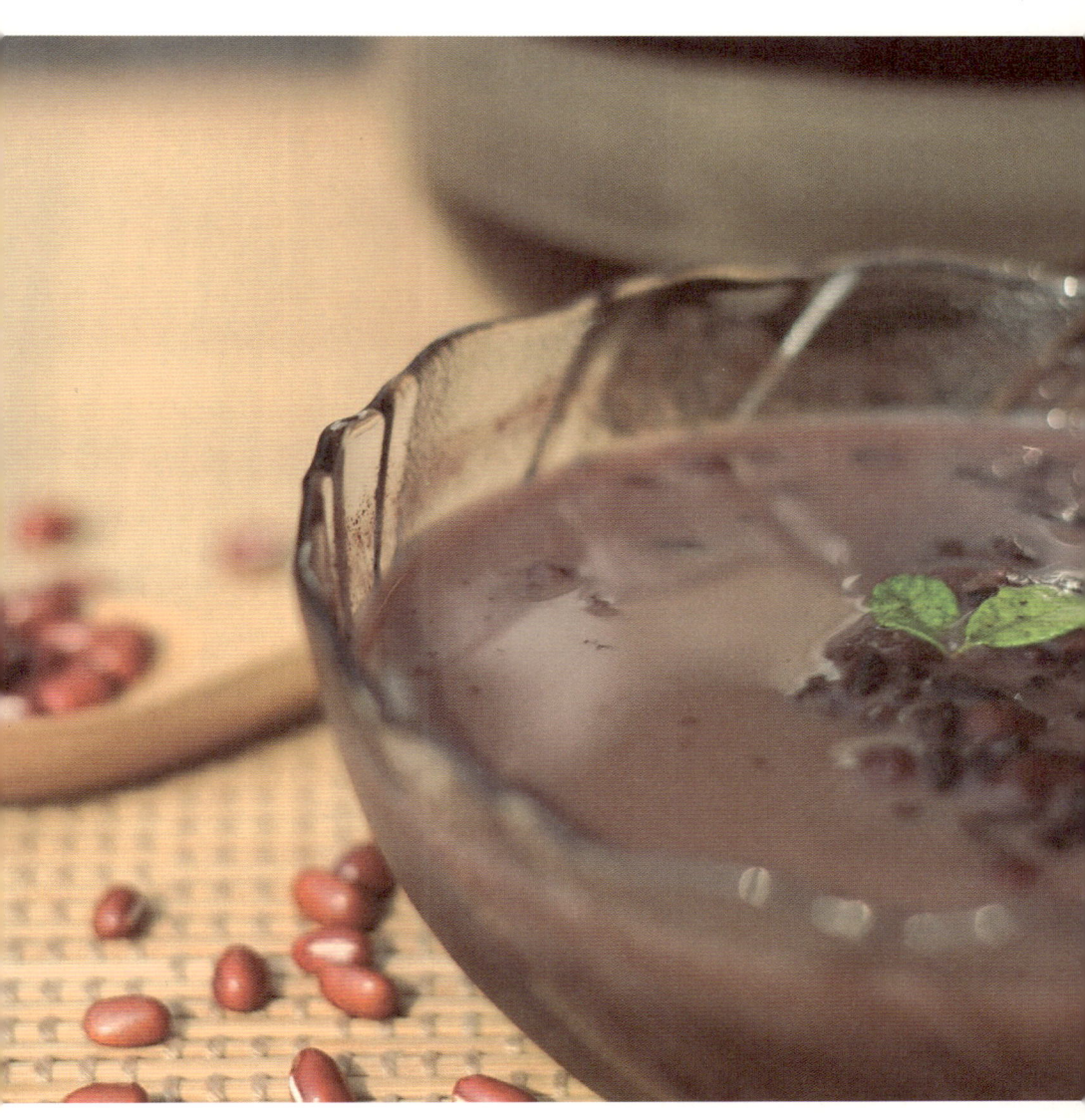

소음인-수양체질

■ **5장 6부의 크기**
- 신장이 크고 췌장이 작으니, 신장과 췌장에 병이 잘 온다.

■ **외형**
- 몸매가 아주 귀엽고 날씬하다.(미인형)
- 살이 잘 안 찌는 편이다.
- 남자 : 살이 찌고 싶은데 잘 안 찌다가 군대 생활할 때만 살이 쪘다가 제대후 원위치
- 여자 : 특별히 몸매 관리에 신경 안 쓰고 아무것이나 잘 먹는데도 살이 잘 안 찌고 날씬하다.
- 평소 마른 스타일인데 건강관리를 잘못하면 더욱 살이 빠지고 빠진 살이 원상복구가 안 됨
- 엉덩이가 예쁜 여자

■ **성격**
- 침착하고 인내심이 강하며 조직적이고 완벽주의자
- 다른 사람의 말과 생각을 끝까지 잘 들어주며 여간해서는 화내는 모습을 보여주지 않는다.
- 대인관계는 넓고 원만하여 사람들을 대하는 서비스업에 유능하다.(호텔, 백화점)
- 세밀하고 의심이 많아 남의 말을 잘 믿지 않으며 자신의 속을 내 보이지 않는다.

소음인-수양체질

- 돌다리도 두드려 보고 건너는 스타일
- 번거로운 것을 싫어하고 내성적 성격

■ 생 · 병리
- 변비증상이 흔히 있으나 그다지 힘들어하지는 않음
- 며칠 동안 대변을 못 봐도 불편함을 못 느낌
- 건강할 때는 땀이 없지만 허약해지면 땀이 많아지므로 더운 여름철에는 몸을 쉽게 상하고 오히려 가을, 겨울에는 건강해진다.
- 냉한 음식은 만성 소화불량의 원인이 된다.
- 미각이 발달하여 음식을 잘 만든다.
- 두통이 잘 온다.

■ 권장사항
- 더운 계절에는 냉수욕이나 냉수마찰이 건강법이다.
- 땀을 많이 흘리는 것은 나쁘다.
- 인삼, 홍삼이 효과적(간혹 신경이 예민할 때는 부작용이 올 수도 있음)

■ 특히 강조사항
- 돼지고기를 절대로 먹지 말 것
- 신장이 항상 문제이니 신장에 대한 검사 및 예방법에 관심을 기울일 것

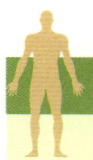# 수양체질(소음인)

해로운 것

- 돼지고기
- 어패류, 생굴, 복어
- 보리, 팥
- 오이
- 감, 참외, 딸기, 바나나, 파인애플
- 맥주, 얼음
- 구기자차, 영지버섯
- 비타민 A, D, E
- 반신욕, 더운물 목욕

이로운 것

- 쇠고기, 닭고기, 염소고기, 개고기
- 찹쌀, 현미
- 인삼, 홍삼, 벌꿀, 대추
- 미역, 다시마
- 생강, 파, 고추, 감자
- 토마토, 사과, 망고, 귤, 오렌지
- 계피
- 겨자, 후추
- 참기름
- 산성물 (수돗물, 정수기물, 생수, 약수)
- 비타민 B군
- 붉은색 선글라스

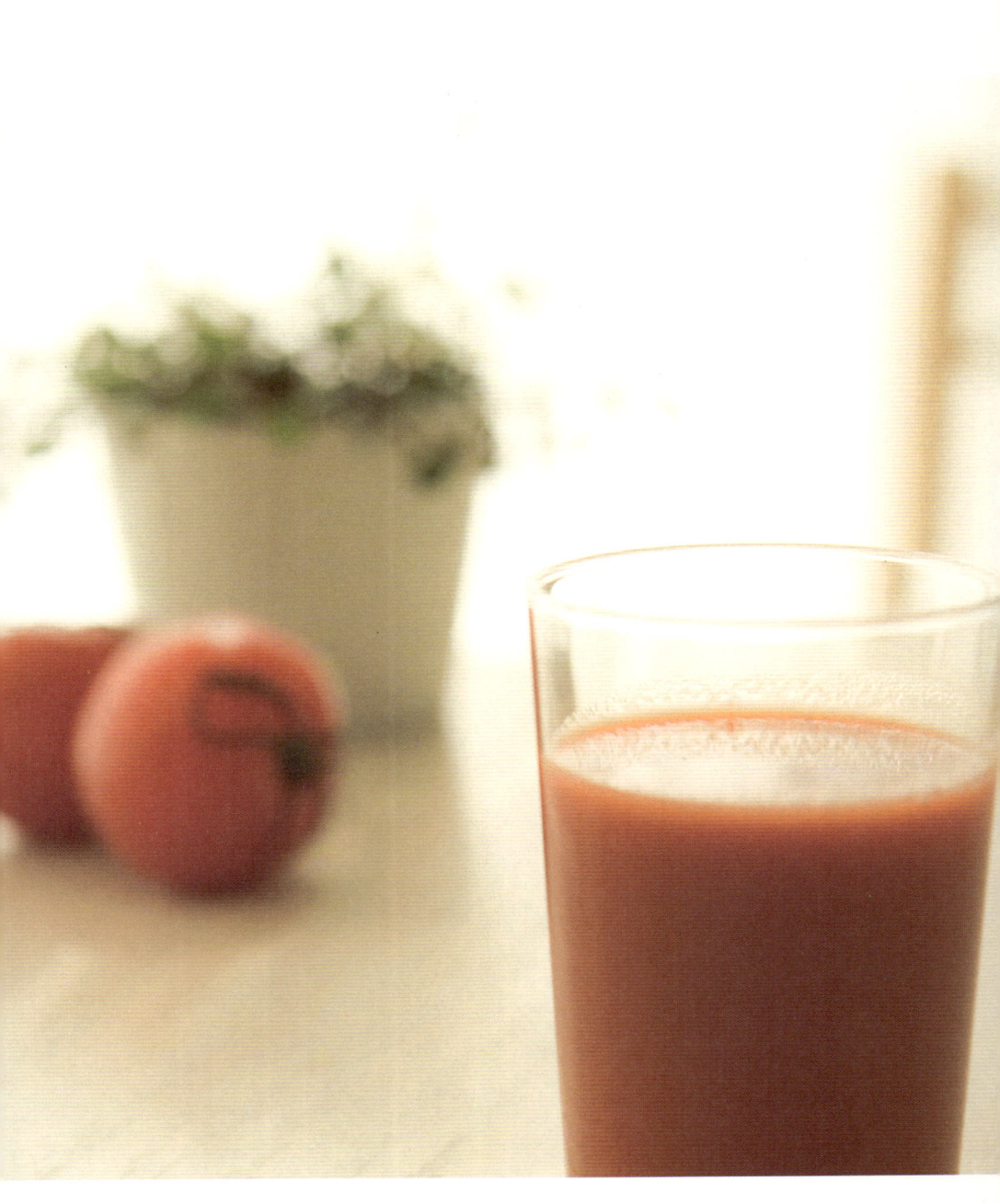

소음인-수음체질

■ **5장 6부의 크기**
- 위가 작고 방광이 크니, 위와 방광에 병이 잘 온다.

■ **외형**
- 키가 작고 살이 잘 안 찌는 편이다.(평생 체중이 똑같다.)
- 남자 : 살이 찌고 싶은데 잘 안 찌다가 군대 생활할 때만 살이 쪘다가 제대후 원위치
- 여자 : 특별히 몸매 관리에 신경 안 쓰고 아무것이나 잘 먹는데도 살이 잘 안 찌고 날씬하다.
- 평소 마른 스타일인데 건강관리를 잘못하면 더욱 살이 빠지고 빠진 살이 원상복구가 안 됨

■ **성격**
- 부드러운 성격의 소유자이면서 동시에 냉철하고 강단이 있다.
- 과묵하고 인내심이 많아 상대방의 말을 잘 들어주는 편임
- 차분하고 실수가 적어 예민함과 섬세함을 필요로 하는 일에 능하다.
- 몸에 허약해지면 과욕과 의심이 많아져서 매사에 부정적이며 냉정, 단호해지고 폐쇄적인 모습이 되기 쉽다.
- 온순하고 부드러운 편이므로 어디를 가도 이 체질을 싫어하는 사람이 없다.
- 항상 소극적
- 한숨을 잘 쉬고 항상 기운이 없어 보이고 걱정이 있어 보인다.

소음인-수음체질

■ **생 · 병리**
- 냉한 음식은 약한 위장을 더욱 무력하게 하여 치료하기 어려운 위장질환을 초래한다.
- 위하수(위가 정상인보다 아래로 처지는 증세)가 잘 온다.
- 조금만 과식해도 위장에 탈이 잘 난다.
- 추위를 잘 타고 손발이 냉하다.
- 겨울이 추워서 싫다.
- 찬 음식을 먹으면 속이 불편하고 설사

■ **권장사항**
- 땀이 나고 냉한 음식을 선호하는 여름철에 몸이 쉽게 상하므로 오히려 뜨거운 음식을 섭취하고 항상 소식하며 땀을 방지하는 것이 건강법이다.

■ **특히 강조사항**
- 찬 음식을 멀리하고 항상 소식하세요.
- 땀이 나지 않도록 하는 생활습관을 가지세요.(사우나, 심한 등산, 땀나는 운동 등은 피하세요)
- 위가 너무 작아서 항상 문제이니 위장에 대한 검사 및 예방법에 관심을 기울일 것
- 보리밥이나 보리차는 아주 해롭다.
- 돼지고기는 아주 해롭다.

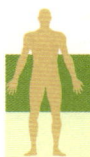

수음체질(소음인)

해로운 것

- 돼지고기
- 계란
- 모든 어패류, 복어
- 보리, 팥
- 오이
- 감, 참외, 바나나, 딸기, 청포도
- 초콜릿
- 맥주, 얼음
- 모든 찬 음료 및 찬 음식
- 비타민 E
- 알로에베라
- 반신욕, 더운물 목욕, 사우나
- 알칼리성 음료

이로운 것

- 쇠고기, 닭고기, 염소고기, 개고기
- 현미, 찹쌀, 누룽지
- 미역, 다시마
- 사과, 귤, 오렌지, 토마토, 망고
- 인삼, 홍삼, 대추, 벌꿀
- 고추, 파, 생강, 감자, 옥수수
- 참기름
- 후추, 겨자, 카레, 계피
- 산성물(수돗물, 정수기물, 생수, 약수)
- 비타민 A, B, C, D군
- 붉은색 선글라스

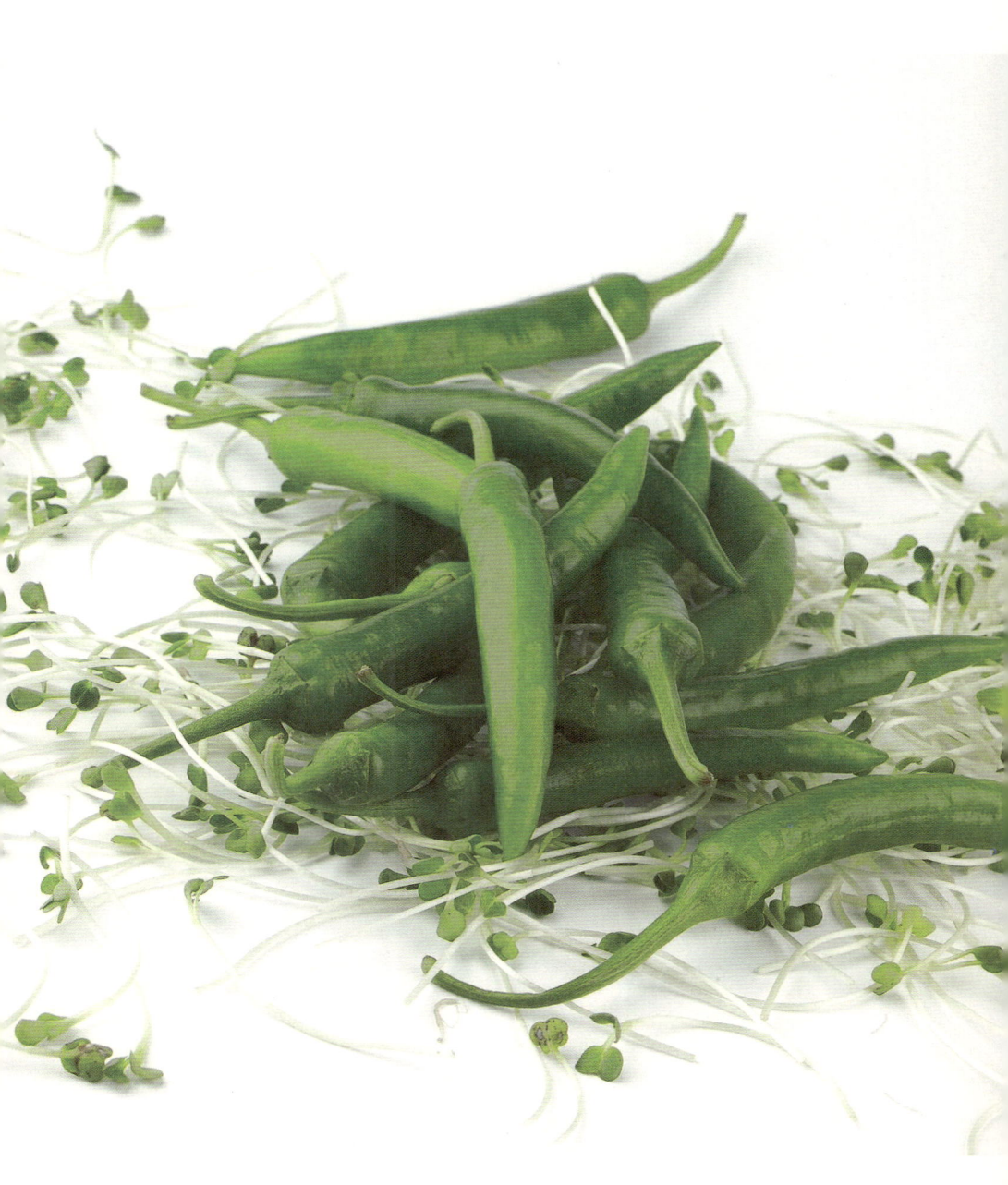

8체질 각각의 특징과 권장사항

Part 3

환자가 보내준 감사편지와 치료 사례

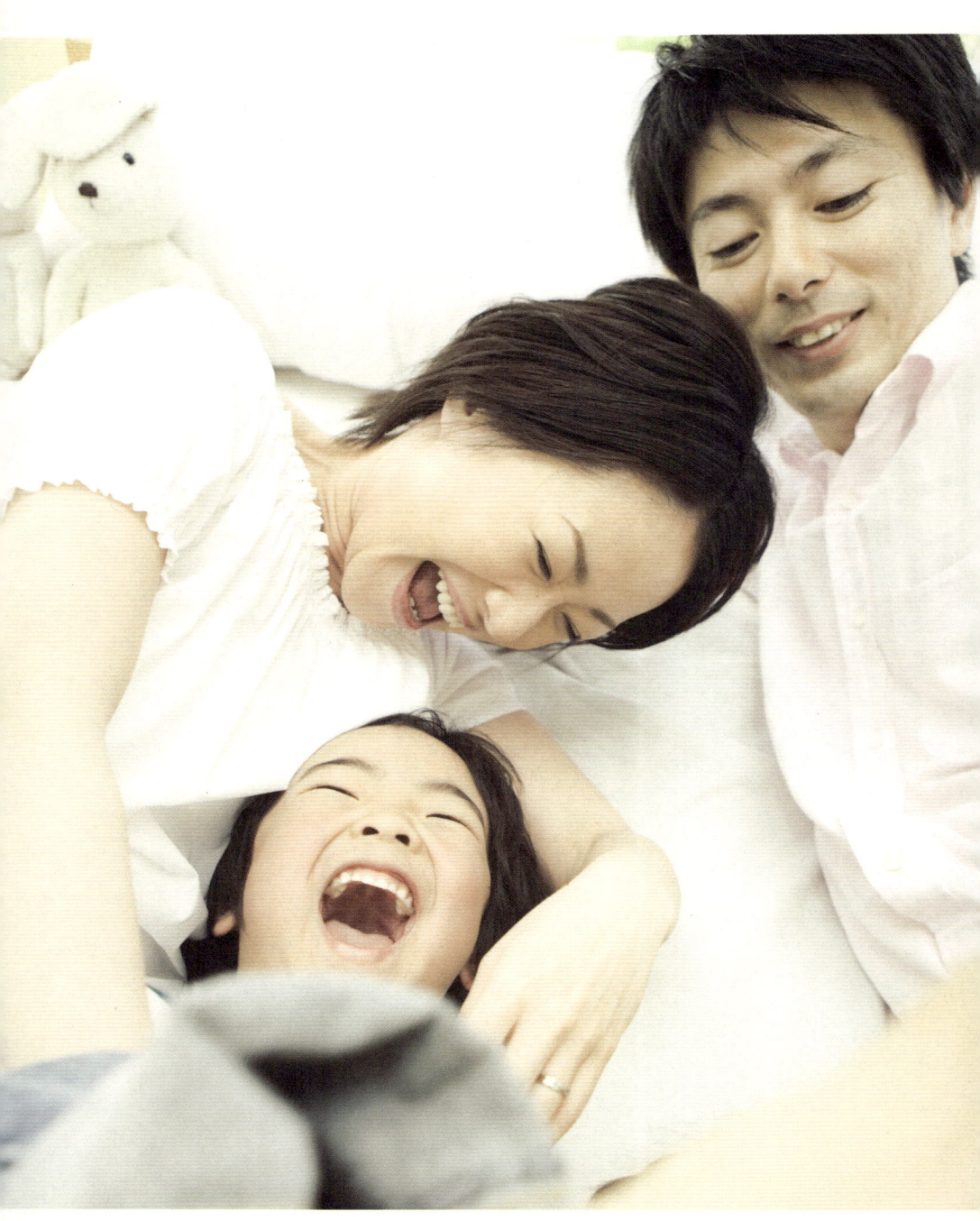

어느 엄마의 가슴 뭉클한 편지

안녕하십니까? 기억을 하실지 모르겠는데 1년 전에 알레르기 결막염으로 고생을 하다가 원장님께 치료를 받은 진명이 엄마입니다. 원장님께서 정성을 다해서 치료를 해준 덕분에 진명이는 학교에 잘 다니고 있습니다.

원장님께 건강해진 진명이 모습을 보여드리고 싶어 한의원에 찾아가야지 하다가 그만 1년이 흘렀습니다. 환절기 때 감기도 훨씬 덜하고 알레르기 증상도 없어 항상 원장님께 감사하는 마음을 가지고 있습니다.

원장님께서도 아시다시피 진명이 때문에 조금이라도 이름이 알려진 병원이라면 안과, 피부과, 이비인후과 가릴 것 없이 다 다녔지만 모두들 그때그때 치료해야지 할 수 없다는 대답으로 우리 가족을 실망시켰는데 원장님의 정성으로 정말 기적이라고 해야 하나요?

환자들 한 분 한 분에게도 정성을 다하시는 모습도 인상적이었습니다. 원장님께서 진명이 치료하실 때 봄철에 알레르기 증상이 심하다고 잘 넘기는가 유심히 살피라고 하셨는데 1년이 지났는데 괜찮습니다. 진명이에게 제가 한 번씩 물어보면 본인도 가렵지 않다고 합니다.

부모면 누구나 다 그렇듯이 자식이 그렇게 고통을 받으니까 엄마인 제가 정말 미칠 지경이었는데 진명이가 잘 크는 것 보면서 항상 감사하다고 여깁니다.

'제가 원장님을 조금 더 일찍 만났더라면 진명이도 고생 덜 했을 텐데'하는 생각도 하지만 그래도 다행이었고 이제 초등학교 2학년이 되는 아이가 알레르기로 신경 안 쓰며 밝게 자랄 수 있게 해주셔서 정말 감사드립니다. 그때 약을 먹고 체력도 조금 강해졌는지 감기가 와도 아주 쉽게 떨어집니다.

원장님! 우리 진명이와 비슷한 아이들이 많이 있을 텐데 원장님의 훌륭한 의술로 치료가 되었으면 좋겠다는 생각을 해봅니다. 그리고 널리 알려졌으면 하는 바람도 있습니다.

원장님께서도 항상 건강하셔서 오래도록 환자를 보살펴 주시고 무한한 발전이 있으시길 바랍니다. 진명이를 보면서 언제나 원장님께 대한 고마움을 잊지 않고 있다는 마음 전해드립니다.

감사합니다. 안녕히 계십시오.

부산 금정구 남산동 백조 빌라

O진명 엄마

✉ 제세한의원과의 오랜 인연

나는 허리에 참을 수 없는 통증이 있었지만 그저 참고 여태 살아왔다.

원래 허리 통증은 집안 내력으로 알고 있었기 때문이다. 아버님은 일찍 돌아가셔서 잘 모르겠지만 숙부님 두 분 모두 허리가 좋지 않으시고, 누나 또한 마찬가지로 고생하시는 것을 보면서 허리가 아픈 것은 가족력이라고만 생각하며 살아왔다.

한 번은 허리가 너무 아파 정형외과에서 사진을 찍어 본 결과, 척추가 선천적으로 안 좋아 잘못하면 척추 붕괴도 일어날 수 있다는 의사의 말을 들었다.

항상 불편한 허리 때문에 집에서 TV를 볼 때면 벽에 베개를 끼우고 기대어 보고 하의를 입을 때에는 신경을 써서 한쪽 발을 들고 옷을 입어야 했다. 또한 아침에 자고 일어나면 한참을 구부린 상태에 있다가 반듯하게 펴고, 걸어서 다닐 때면 항상 묵직함을 느꼈는데 이렇게 살아가는 것이 나의 운명이라 생각했다.

그 생활을 30년 동안 계속 해왔다.

그런데 제세한의원 침을 맞고 2일 정도가 지난 뒤에 바로 효과를 볼 수 있었다. 아프지만 않으면 되는 것 아닌가! 정말 신기했다.

　사실 나는 제세한의원 하한줄 원장님을 30년 전부터 알고 있었다.

　그 당시 병원에서 간이 안 좋다는 진단을 받고 3개월 정도 양약을 복용하며 병원을 다녔으나 간수치는 내려가지 않고 GPT(간장질환 진단지표), GOT(간장질환 진단지표)가 150이상 오르는 B형 간염이었다. 그때는 서면의 모 병원이 잘 본다 하여 거기서 상담을 했는데, 원장이 이상하다며 활동성 간염인지 모른다고 조직 검사를 해보고 치료를 하자고 하여 그 병원의 소견서와 함께 부산대학병원에 가서 간조직 검사를 받았다. 옆구리를 마취시켜 구멍을 내어 간을 떼어 내며 교수와 제자들 10여 명이 영어로 설명을 하는데, 누워있던 나는 자신이 도마 위의 고기처럼 느껴졌다. 그 힘든 조직 검사 결과, 활동성이 아닌 지속성이란 판정과 함께 약을 계속 복용하는데도 나아지지 않고 힘은 빠져 갔다. 더군다나 빨리 나아서 회사에 복귀를 해야 했는데, 당시에는 B형 간염이 있는 사람은 전염이 된다 하여 확정 판명이 나면 회사도 그만두어야 하는 때였다.

　그처럼 너무나 힘들게 보내며 연산동 경상대학교 옆에 살 때였는데, '한약으로 한번 치료해 볼까' 생각한 끝에 집에서 가까운 한의원을 찾은 것이 제세한의원 하한출 원장님과의 인연을 맺게 된 계기였다.

그때는 개업한지 얼마 안 되었을 때였는데, 친절하게 설명하면서 간 수치를 내릴 수 있다기에 한약을 지어서 복용해 보기로 했다.

그런데 한약을 먹고 검사를 해보니 간 수치가 25, 29로 뚝 떨어지고 기운도 나서 회사의 신체검사에 걸리지도 않게 되었다. 회사를 다시 다니면서 하한출 원장 선생님의 고마움을 새삼 느꼈으며, 그 후에도 매년 1~2재 한약을 복용하고 있다.

나 또한 간에 대해 신경을 쓰고 나름 공부를 하다 보니 활동성이니, 지속성이니 B형 간염도 다 전염되는 것이 아니라는 것도 알게 되었다.

그렇게 어느덧 세월이 흘러 66세가 되었다. 신체검사에서 위에 용종이 있다고 해 제거하기로 하였고, 전립선비대증으로 소변볼 때 여러 가지 불편한 증상이 있으며, 허리와 다리도 점점 더 아파와 늙어가는 것을 새삼 느끼고 있다. 하지만 경제적 부담도 있고 해서 1년 넘게 있다 찾아가 대소변 이상만 이야기하고 약을 1재 지었다.

그런데 병원의 벽보에 붙은 감사편지에서 '원장선생님께서 약 복용 때 침도 함께 맞으라고 해서 허리디스크 아픈 것도 나

앉다'는 글을 읽게 되어 허리 아픈 것도 털어놓았다.

솔직히 침은 별로 믿지 않았는데 2번 맞고 효험이 있었다. 정말 어떻게 이런 효험이 있을까! 나 자신도 놀랐다.

정형외과 말만 믿고 아플 때 물리치료를 받아보아도 별 효험이 없어 이제껏 자포자기하고 살아왔다. 그런데 침을 맞고 이렇게 효험을 보니 그동안 어리석게 살아온 것이 후회되고 또한 이렇게 낫게 해 주신 제세한의원 하한출 원장님께 감사함을 전하기 위해 이렇게 몇 자 올리게 되었다.

원장님, 정말 감사합니다!

부산시 북구 금곡동
이성O 올림

체질 개선-제2의 인생

본인에게 주어진 명대로 무병장수하고 싶으십니까?

그렇다면 제 글을 주의 깊게 읽으세요.

또한 자녀가 학습능력이 떨어지고 아무리 공부를 해도 능률이 오르지 않는다면 체질을 알아보세요.

벽에 종이를 붙이려면 무엇이 필요합니까? 풀이 없으면 아무리 종이를 벽에 붙이려고 해도 떨어집니다.

저는 체질의학이 건강에 딱 붙게 하는 풀이라고 생각합니다.

체질의학의 효과를 본 덕택이지요.

저는 태어나서 희귀병을 앓았고, 초등학교를 졸업할 때까지 한글도 익히지 못했던 부진아였습니다.

현재 54세인데 50세까지 8체질의학이 있는지도 몰랐지요.

저는 제 병을 낫게 하기 위해 안 해본 것이 없습니다.

제 병은 밀가루를 온몸에 뒤집어쓴 것처럼 뿌옇게 각질이 일어나는 병이었습니다. 목욕탕에서 때를 밀면 3시간 동안 밀어도 끊임없이 때가 나와서 정말이지 창피하고 부끄러웠습니다.

칼에 손을 베여 물에 들어가면 따갑지요?

그처럼 온몸이 따가워서 하루에 열두 번은 넘게 괴로웠습니다.

머리에는 두피 습진, 발은 무좀이었고 특히 발은 양파껍질

벗기듯 하루에 각질이 한 홉씩 나왔던 것 같습니다.

대사증후군과 기관지는 기침으로 인해 천식 진단을 받아서 5년간 부산에서 최고라 하는 호흡기과에서 약을 먹었지만 약을 다 먹고 나면 어김없이 기침이 재발했습니다.

우연히 8체질의학 혁명이라는 책을 접하고 내가 살길은 이 책대로 실천하는 것이라는 생각으로 원장님을 찾아뵙고 체질검사를 받았습니다. 그때 나온 체질이 태양인 금음체질!!

체질검사 이후 원장님의 설명을 듣고 그리고, 책대로 죽을 각오로 실천을 했더니 기적처럼 병이 나았습니다.

지적 능력이 회복되고, 비듬, 무좀, 피부 따가움증, 대사 증후군, 천식 등 이 모든 질병이 사라지니 새 인생을 얻은 것만 같았습니다.

특히 피부 무좀과 비듬, 따가움증을 없애기 위해 나환자촌 특수 피부과에서 진료를 받아봤지만 약을 끊으면 더 심하게 재발하여 그것을 반복했지요.

8체질의학을 접한 후 저는 제2의 인생을 살고 있는 것만 같습니다. 감사할 뿐입니다.

여러분도 믿고 체질에 따라 식이요법과 운동을 해보시길 바랍니다. 그렇다면 8체질의학이 무엇인지 설명을 하겠습니다.

사자, 호랑이는 육식을 하고, 소나 코끼리는 초식을 합니다.

해양생물은 바다에 살고, 민물고기는 민물에서만 살 수 있지요. 사람도 이처럼 체질이 있습니다.

육고기를 먹으면 안 되는 사람과 생선을 먹지 말아야 하는 사람, 잎사귀를 먹으면 좋지 않은 사람과 뿌리를 섭취하면 좋지 않은 사람, 그 외에도 많습니다. 본인의 체질을 알고 체질대로 섭식을 한다면 암, 치매, 피부병, 관절염 등의 모든 질병에서 벗어날 수 있다고 확언합니다.

글을 읽으시는 모든 이가 믿고 체질에 따라 건강한 생활을 영위하기를 바랍니다. 저를 사례로 많은 분들께서 믿고, 고통받는 질병에서 벗어나셨으면 좋겠습니다. 이 모든 것을 직접 체험했기에 장담할 수 있습니다.

2013년 2월 3일
부산 북구 구포 3동 백양 아파트

O종배

불면증

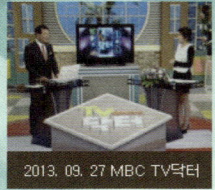

부산MBC 추석특집 TV닥터 방송
2013년 9월 27일
♣ 강의 제목 : 불면증과 우울증의 한방 치료
♣ 강의 시간 : 50분

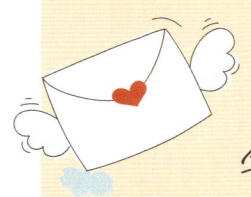

사례 1
수면제없이 잠을 잘자니 너무 행복해요

저는 43세의 주부입니다. 처음 갑상선 저하증 진단을 받은 건 12년 전이었고, 7년 전엔 자가 면역 질환인 '루프스'라는 희귀성 난치병 진단을 받았습니다. 해가 거듭될수록 복용해야 하는 양약의 알 수는 늘어만 갔고, 아침마다 한숨을 내쉬며 약을 삼켰습니다.

4년 넘게 복용한 수면제는 두 알로 늘어났지만 밤을 하얗게 지새우는 날은 늘어만 갔고, 결국 항우울제를 복용하는 힘든 상황에 처하게 되었습니다. 그때 친구의 소개로 하한출 원장님을 만나게 되었습니다. 전 한방치료를 해본 적도 없고 크게 신뢰하지도 않았지만 너무도 답답한 마음에 한번 가보기나 하자 마음먹었습니다.

처음으로 한의원에 가서 체질검사를 마친 저에게 원장님께서 하신 말씀은 충격적이었습니다. 선생님은 몇 년째 복용 중이던 모든 양약을 다 끊고 선생님의 처방에 따르라고 말씀하셨습니다. 양약을 끊으라는 말에 혼란스러웠지만 자신을 믿고 따라오면 완치할 수 있다고 말씀하시는 선생님의 확신에 찬 목소리는 제게 희망을 주었습니다.

하지만 여전히 조심스러웠던 저는 집에 돌아와 남편과 함께 심각한 고민에 빠졌습니다. 너무 겁이 났지요. 10년을 넘게 먹어온 약을 안 먹고도 괜찮을까? 약을 먹어도 이렇게 몸이 힘든데 정말 나을 수 있을까? 저희 부부는 힘든 결정을 위해 다음날 함께 원장님을 다시 찾아뵈었습니다.

원장님의 매우 편안하고 확신에 찬 모습을 본 순간 남편과 저는 믿음과 신뢰가 느껴졌고, 저는 어른들이 말씀하시는 지푸라기라도 잡는 심정으로 치료를 시작하게 되었습니다. 치료를 시작하고 사흘을 잠 한숨 자지 못하면서도 맘속에 희망을 품게 되었습니다. 나흘째 만에 드디어 두 시간을 잤습니다.

다음날은 세 시간, 그 다음날은 네 시간 점점 수면시간이 늘어났고 열흘째에는 다섯 시간 정도 안정적인 숙면을 취할 수 있게 되었습니다.

기대했던 것보다 훨씬 더 놀라운 변화였습니다. 늘 무기력하고 머리가 무겁고 피곤에 찌들려 있던 제가 아니었습니다. 제 체질에 맞게 식단을 바꾸고 생활을 하니 보름 뒤부터는 헬스장에서 에어로빅 수업을 들을 정도로 활기차졌습니다. 운동을 하고 나서는 제 체질에 맞는 냉탕 목욕도 잊지 않았죠.

치료 시작 후 한 달이 지났을 때에는 거울에 비친 제 모습이 예뻐 보이기 시작하더군요. 거무죽죽했던 피부도 화사해지고 푸석푸석 부었던 얼굴이 제 모습으로 돌아오니 화장이 하고 싶어지더군요. 그렇게 모처럼 화장을 하니 행복했습니다. 저의 치료는 아직 현재진행형입니다. 이제 겨우 두 달이 채 안되었지만 체력도 많이 좋아졌고, 두려움도 사라졌습니다. 체질에 맞는 음식만 먹으려고 열심히 노력하고 있지만 제가 좋아하는 육고기랑 아이스크림을 아주 가끔이라도 먹을 수 있게 해달라고 원장님께 투정도 부려봅니다.

저에게 이렇게 활기찬 모습을 되찾게 해주신 하한출 원장님께 감사하다는 말을 꼭 전하고 싶네요.

하한출 원장님, 오래오래 건강하셔서 저처럼 절망에 빠진

환자들에게 희망이 되어 주세요. 마지막으로 넘치는 사랑으로 늘 제 곁을 묵묵히 지켜준 나의 왕자님, 울 남편에게 한마디 하고 싶네요.

   자기야, 사랑해

부산시 연제구 망미동 이 편한 세상 APT

최민O

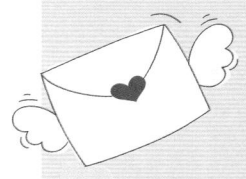

사례 2
수면제여 안녕 !!

   평소 예민한 성격인 저는 20년 전 땅 사기를 당해 마음고생을 심하게 하였고, 그로 인해 불면증과 우울증, 공황장애가 와서 20년 전부터 부산에 큰 대학병원 신경과를 다니기 시작했고 당시 대학병원 신경과 담당 의사가 덕천동에 개원을 하여 15년 전부터 덕천동 신경과를 다녔습니다.

   여러 가지 병을 치료하기 위해 신문에 소개되거나 광고를 하는 경상도 지역(함안/진주/영천 등) 유명한 한의원이란 한의원은 다 찾아가서 약을 짓고 치료를 받았습니다. 그런데 처음 가보는 한의원인데 진찰도 안 해주고 약을 주는 곳도 있었습니다.

하지만 저를 유일하게 잠이 들 수 있게끔 만들어 주는 약은 양방 신경과에서 처방받은 신경안정제와 수면제뿐이었습니다. 업무차 어디를 가게 되면 불안하여 항상 불면증 약을 들고 다녔고, 타인에게 불편함을 주지 않으려고 하다 보니 아예 외출을 삼가게 되고 밖으로 다니기가 싫어졌습니다. 그러던 차에 소문을 듣고 2012년 10월에 제세한의원의 하한출 원장님을 찾아뵙게 되었는데, "3개월만 치료해보자"고 하셔서 다른 병원에서처럼 속는 셈 치고 치료를 시작했습니다.

참으로 신기하게도 2013년 1월부터는 양약을 먹지 않아도 잠이 잘 오기 시작했고, 20년 동안 저를 괴롭혔던 병들이 사라졌습니다. 20년 동안 고생한 것을 돈으로 환산하면 정말 엄청난 금액이 되기 때문에 저와 같은 병을 가진 사람들에게 시간과 돈을 아끼라고 제세한의원을 많이 소개하고 있습니다. 특히 양방 신경과를 20년 동안 다니다 보니 자주 만났던 사람들에게 많이 이야기하고 있지요.

난치병을 다스리기 위해서는 자기 체질에 맞는 치료를 해야 된다고 봅니다. 최근 업무를 진행함에 추진력이 떨어지고 몸이 피곤해서 원장님께 감사의 인사도 드릴 겸 제세한의원에 왔다가 치료하고 글을 남기고 갑니다.

2013년 5월 20일 오후 6시경
해운대구 우동 김O도

국제신문 기사 내용 : 2013년 10월 7일

[현대 동의보감] 불면증

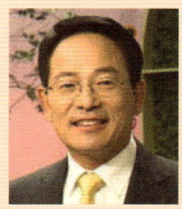

불면증은 보통 잠들기가 어렵거나, 잠이 든 다음에도 자주 깨는 증상을 말한다.

또 잠을 자다 한번 깨면 다시 잠이 들지 못하는 증상이다.

이 때문에 밤새 스트레스를 느끼는 것은 물론이고 낮에도 집중력 저하나 피로감으로 말미암아 일의 효율이 떨어지는 등 그 부작용이 상당하다.

불면증이 장기간 지속하면 감염에 대한 저항력이 약화해 다른 신체 질환이 발병할 위험도 있다.

그런데 10명 중 1~2명이나 불면증에 시달리고 있을 정도로 불면증은 아주 흔한 증상 중 하나다. 불면증 환자를 진료하다 보면 어느 병보다도 환자들이 심각한 고통을 받고 있다는 것을 느끼곤 한다. 불면증의 가장 큰 문제가 잠을 자려고 노력하는 과정에서 더 많은 스트레스를 받게 되고 이로 말미암아 잠들지 못하는 악순환이 반복되기 때문이다. 그러면 불면증은 한의학적으로 볼 때 어떤 체질에서 잘 올까? 태양인(금양·금음체질), 태음인(목양·목음체질), 소양인(토양·토음체질), 소음인(수양·수음체질) 중 바로 태양인 금양체질에서 불면증이 발병하기 쉽다. 왜 그럴까. 태양인 금양체질이 고기, 우유, 요구르트 등 동물 단백질을 섭취하면 균형이 흐트러져 뇌에 맑은 기가 공급되지 않고 오히려 탁한 기가 공급되면서 불면증이 온다. 불면증과 같은 난치병을 다스리기 위해서는 자신의 체질에 맞는 치료가 필요하다.

평소 기억에 남는 불면증 환자가 지난 5월 내원해 보내온 편지 내용을 통해 불면증 극복 사례를 소개한다. 부산 해운대구에 사는 김 모 씨는 평소 예민한 성격이다. 그는 20년 전 부동산 사기 피해를 본 뒤 마음고생을 심하게 했고, 그로 말미암아 불면증과 우울증, 공황장애를 겪게 됐다. 이후 20년 전부터 부산에 큰 대학병원 신경과를 다니기 시작했다. 당시 자신을 담당한 대학병원 신경과 전문의가 동네의원을 개원한 뒤에는 15년 전부터 이 동네의원을 찾았다고 한다. 그뿐만 아니라 여러 가지 병을 치료하려고 신문에 소개되거나 광고를 하는 경상도 지역(함안, 진주, 영천 등지) 유명한 한의원은 거의 찾아가 약을 짓고 치료를 받기도 했다. 그런데 처음 간 한의원인데도 진찰을 안 해준 채 약을 주는 곳도 있었다고 한다. 하지만 김 씨가 잠이 들 수 있게 해주는 유일한 약은 양방 신경과에서 처방받은 신경안정제와 수면제뿐이었다. 그는 업무차 어디를 가더라도 불안한 나머지 늘 불면증 약을 들고 다녔다. 다른 사람에게 불편함을 주지 않으려고 하다 보니 아예 외출을 삼가게 되고 밖으로 다니기가 싫어지곤 했다. 그러던 중 지난해 10월 제세한의원을 찾게 됐다. "3개월만 치료해보자"는 말에 다른 병원에서처럼 속는 셈 치고 치료를 시작했다고 한다.

결국, 김 씨는 올해 1월부터는 양약을 먹지 않아도 잠이 잘 오기 시작했다. 무려 20년 동안 자신을 괴롭히던 병이 사라졌다. 20년 동안 고생한 것을 돈으로 환산하면 정말 엄청난 액수가 될 것이라고 되돌아보기도 했다. 특히 그는 양방 신경과를 20년 동안 다니는 과정에서 자주 만났던 사람들에게 많이 이야기를 해주고 있다고 전했다. 난치병을 다스리기 위해서는 자신의 체질에 맞는 치료를 해야 한다는 것을….

Q 불면증은 어떤 체질에서 잘 오나요?

태양인	태음인	소양인	소음인
금양체질	목양체질	토양체질	수양체질
금음체질	목음체질	토음체질	수음체질

A 불면증은 위의 8개 체질 중 태양인-금양체질에서만 오는 특정 증상입니다. 나머지 7개 체질에서는 불면증이 거의 오지 않습니다.

Q 그렇다면 태양인-금양체질에서만 불면증이 오는 이유는 무엇인가요?

A 태양인-금양체질이 육고기, 우유, 요구르트 등 동물성 단백질을 조금이라도 섭취하면 그 단백질이 뇌를 공격하여 뇌파가 불안해지고 오장 육부의 균형이 흐트러지면서 뇌세포가 파괴되어 뇌에 맑은 기가 공급되지 않고 오히려 탁한 기가 공급되어 불면증이 오게 됩니다.

Q 불면증에 수면제가 효과가 있나요 ?

A 서양의학의 전문가들도 수면제는 응급처치일 뿐이라고 강조하며 수면제는 꼭 예외 상황에서만 그리고 의사와의 상담 후에만 복용해야 한다고 말합니다. 수면제나 기타 신경정신과 계통의 약물들은 정상적인 신경전달 물질의 분비가 저하된 것을 맞춰주기 위해서 인위적으로 체내의 그것과 비슷한 물질들을 공급해주는 역할을 합니다. 즉, 자연스럽게 분비되어야 할 물질들을 약을 먹어서 공급받는 것입니다.

수면제는 처음에는 효과가 있지만 시간이 지날수록 내성이 생겨 효과가 없어지는 경우가 많습니다. 그러다 보니 자연히 약의 양이 늘어날 수밖에 없습니다. 그리고 수면제를 복용하기 전에는 잠을 조금이라도 잤는데 약을 복용하다가 갑자기 중단하면 불면증이 더 심해져 밤새 한숨도 잠을 못 이루는 경우가 많습니다.

그리고 수면제를 장기간 복용했을 때는 항상 머리가 멍하고 맑지 않으며 기억력이 떨어지는 등 약 성분에 취한 듯한 증상들이 나타나서 마치 치매가 올 것 같은 불안감이 듭니다.

Q 잠을 제대로 못 자면 생활에 지장을 많이 주는데요. 장시간 불면증이 지속될 경우 우리 몸에 어떤 이상이 생길 수 있나요?

A 최근 고려대학교 안산병원에서 발표된 논문을 보면 불면증을 앓고 있는 사람은 정상적인 사람에 비해 자살, 치매 위험이 각각 2배이며 우울증이 올 확률은 2.5배로 높다고 발표되었습니다.

Q 그러면 불면증 치료는 어떻게 하나요?

A

■ 태양인-금양체질에서만 불면증이 오므로 뇌파에 나쁜 영향을 주는 육고기, 우유, 요구르트를 중단해야 합니다. 그동안 수면제를 복용하고 있었다면 갑자기 중단하지 말고 점차적으로 줄여 나가야 합니다.

■ 한방치료 시작 후 10일 단위로 1/4씩 양약의 양을 줄여 나가야 합니다. 이렇게 해서 정상적으로 치료가 되면 치료 시

작 날로부터 두 달 뒤면 양약의 도움은 필요 없게 됩니다.
■ 불면증 치료 대표 한약처방은? -태양인모과탕

디스크

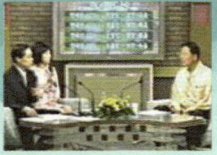

♣ 부산MBC TV닥터 _ 2004년 4월 6일

강의 제목 : 디스크의 한방치료

강의 시간 : 50분

본 한의원 내원 환자 중 디스크 치료 때문에 오는 경우가 가장 많을 정도로 디스크 치료는 잘 되는 편이다. 필자는 다년간의 환자 치료에서 디스크 완치 경험이 너무 많아 일일이 나열하기도 힘들다.

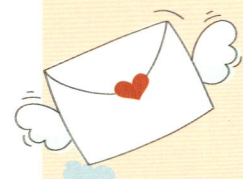

사례 1

어느 해 여름, 경기도 ○○시에서 어떤 남자가 전화를 걸어왔다. 이 분은 과거 부산에 출장을 왔다가 허리의 통증으로 고생하다 본 한의원에서 5회 치료 후 완치되어 필자의 기억에 남아있던 사람이다.

사연인즉, 부인(30대 초반)이 허리가 아파서 인근의 제일 큰 병원에 갔더니 MRI 촬영 결과 추간원판이 완전히 파열된 최악의 디스크라고 판명 나서 하루에 모르핀 주사를 4회 정도 맞으면서 수술을 기다리고 있는 중인데, 막상 수술하려고 하니 결과가 겁이 나서 수술을 미루고 있던 차에 필자가 생각나서 전화를 했다고 하였다.

그런데 이분은 "수술은 싫고 꼭 부산으로 아내를 데려가겠으니 최선을 다해달라"고 부탁을 했다. 필자도 동의할 수밖에 없는 상황이었다. 일단 퇴원을 하고 다음날 아침, 부산으로 출발하기 전에 모르핀 주사를 맞고, 진통제 알약을 한 봉지 들고 6~7시간 걸려 오후에 본원에 도착했다.(승용차 안에서 누워서 왔지만 모르핀 주사 약효가 떨어져서 오는 도중에 진통제 알약을 먹고 왔음)

들어오는 모습을 보니 부축을 받고도 바로 걷기가 힘들었고 10초 정도도 서있기 힘들었다. 디스크에 대한 체질침을 시술하고 2시간 정도 경과하니 통증이 많이 완화되었기에 인근의 여관으로 이동시켰다.(친정어머니가 같이 오셔서 걱정스런 눈빛으로 필자에게 수술 없이 나을 수 있는지 몇 번이고 물었다.)

야간에 통증이 오면 모르핀 주사 안 맞고도 견딜 수 있을지 불안해하기에 급하면 연락하라고 필자의 집 전화번호를 가르쳐 주었다. 무소식이 희소식이었다. 다음날 아침 그 환자가 한의원에 들어오는데 어제보다 한결 수월해 보였다. 환자의 말은 "발병 후 처음으로 모르핀 주사 안 맞고도 밤에 잠을 잘 자고 나니 몸이 날아갈 것 같다"라고 기뻐했다.

모르핀 주사 안녕! 의사들은 이런 결과를 기대하면서 밤새 전화통 옆을 기다리고 있는지도 모른다.

5일 치료 후 완전히 회복되었다. 완치되었으나 온 김에 해운대 해수욕장에 가서 해수욕이라도 하고 가라고 했더니 수영복 준비해 갖고 다시 오겠노라고 하면서 환하게 웃는 모습으로 경기도 자택으로 돌아갔다.

권도원 박사의 연구 덕택으로 디스크는 체질침으로 완치될 수 있으므로 디스크 환자에게는 더없는 축복이 될 것이다.

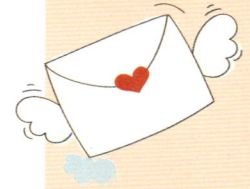

사례 2
허리디스크! 수술 안 해도 깨끗이 낫습니다.

저는 자녀를 셋을 둔 주부입니다. 흔히 출산의 고통은 전구가 노랗게 두 번 변해야 애가 나온다고 할 정도로 극심하다는 것은 출산해 본 분들은 다 공감할 것입니다. 저는 세 명을 출산할 때도 아야! 소리 한 번 없이 참았는데 디스크에 걸려보니 비명이 저절로 나오더군요. MRI 촬영 결과 심한 디스크니 당장 수술하라고 권유받았습니다. 일단 수술 일정을 잡아놓고 주변에 물어보니 절반은 수술하는 것이 좋겠다고 의견을 말하였고 절반은 수술해도 재발하니 한방치료가 더 낫겠다고도 말하였습니다.

그런데 수술은 겁도 나지만 재발이 많다는 소리에 망설여졌고 한방치료는 디스크란 신경이 무언가에 눌려진 것인데 수술로 누르는 그것을 떼어내지 않고 침과 한약으로 어떻게 치료될 수 있을까 의문이 생겼습니다.

일단 수술을 하기 전에 한방 상담을 받고 싶어 제세한의원을 방문하였습니다. 원장님에게 한방에서 디스크는 어떻게 치료를 하느냐고 물었더니 "침으로 통증을 잡고 한약으로 허리 근육을 강화시켜주면 눌려졌던 신경이 옆으로 이동하여 압박을 벗어나니 통증이 사라지게 된다, 이렇게 치료해야 척추를 수술로 건드리지 않고 그대로 보존하면서 치료했기 때문에 재발이나 후유증 같은 게 없다"라고 설명해 주셨습니다. 이해는 되었지만 너무 통증이 심해서 수술하면 바로 통증이 사라질 거 같아 망설였습니다. 원장님께 이 통증이 언제쯤 되면 좀 나아지느냐고 물었더니 며칠만 지나면 통증은 많이 완화되니 걱정하지 말고 치료해 보기를 권유하셨습니다. 기간은 우선 한 달로 잡고 침과 한약으로 그날부터 치료를 시작하였습니다. 저의 체질은 디스크가 제일 많이 온다는 소양인 토양체질이었습니다.

   3일쯤 지나니 비명은 없어지고 참을 만 했습니다. 일주일 정도 지나니 통증은 많이 없어지고 생활하기에 훨씬 수월해졌습니다. 보름이 지나 한 달 정도 되니 거의 나은 거 같았지만 아직도 허리에서 다리 쪽으로 저리면서 감각이 무딘 거 같아 계속해서 마무리 치료를 했습니다. 한 달 보름쯤 되니 거의 증상은 사라졌습니다. 그래도 재발할까 싶어 두려워 그만해도 된다는 원장님의 말씀을 뒤로한 채 두 달을 채워 치료를 종료하였습니다.

   이후로 3년이 흘렀지만 재발과 후유증 없이 잘 지내고 있습니다. 지금도 그때의 통증을 생각하면 소름이 끼칩니다. 디스크에 여러 치료 방법이 있겠지만 제 경험으로서는 제세한의원 하한출 원장님을 꼭 추천하고 싶습니다.

2013년 1월 16일
부산시 수영구 민락동
정미O

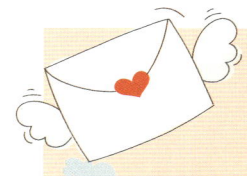

사례 3
86세 디스크 환자의 편지 원본

(이 분은 서예가입니다)

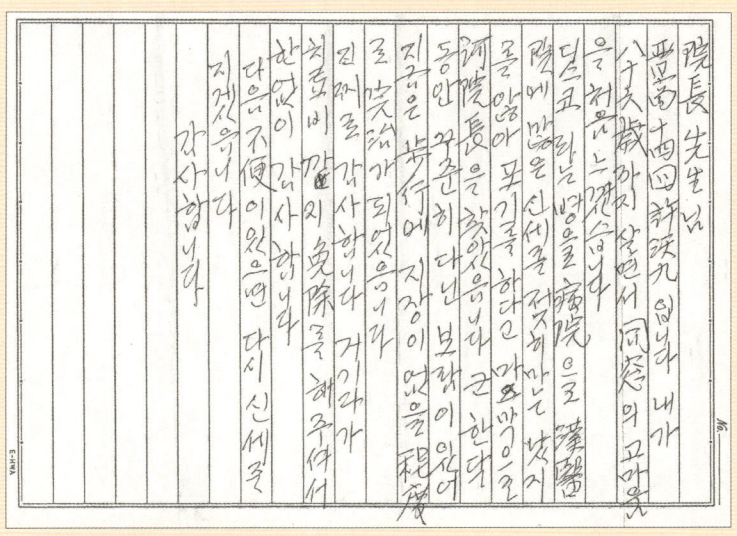

번역 : 원장선생님

진고(경남 진주 고등학교) 14회 허옥구입니다.(필자는 49회) 내가 86세까지 살면서 동창의 고마움을 처음 느꼈습니다. 디스크라는 병으로 병원, 한의원에 많은 신세를 졌지만은 낫지를 않아 포기를 하다가 마지막으로 하원장을 찾았습니다. 한 달 가량 꾸준히 다닌 보람이 있어 보행에 지장이 없을 정도로 완치가 되었습니다. 진짜로 감사합니다. 거기다가 치료비까지 면제해주셔서 한없이 감사합니다. 다음 불편이 있으면 다시 신세를 지겠습니다. 감사합니다.

Tip

* 체질침 치료에서 가장 재미있는 부분이 디스크 치료다.

너무도 빨리 치료되니 치료하는 의사 자신이나 치료받는 환자 자신도 믿어지지 않을 정도다. 디스크는 주로 소양인-토양체질에게 발병하며 (대표처방-소양인강활탕), 태양인-금양체질에도 잘 오며 (태양인계혈등탕), 나머지 6체질에게도 간혹 온다. 디스크는 약한 허리의 근육과 인대 때문에 척추 자체에 무리를 주어서 온다. 무리한 일을 피하고 체질침과 체질한약으로 치료하면 3개월 정도면 완치된다. 정확한 치료를 하면 수술 없이 완치되고 재발도 없다.

치료 원리 : 신경을 누르고 있는 디스크를 수술로 직접 제거하지 않고 근육과 인대를 조절하면 압박받던 신경이 옆으로 이동해서 통증이 사라지게 된다.

아토피성 피부염

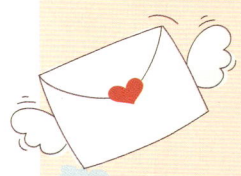

사례 1

포항에서 온 세 자매는(2,5,7살) 모유를 먹을 때는 정상이었는데 우유를 먹으면서부터 3명 모두 차례로 아토피성 피부염을 앓게 되었다. 밤만 되면 전신이 굉장히 가려워 긁거나 문지를 수밖에 없었는데 그 때문에 때로는 피부에 세균감염이 되기도 하였다.

부모는 밤만 되면 자녀 세 명을 긁어준다고 밤을 꼬박 새운다고 했다. 특히 무릎 뒤쪽 오금, 팔꿈치 오금, 귀밑, 목 부위, 발 등이 심했다. 여러 곳을 전전하다가 본원까지 오게 되었다.

체질은 세 명 모두 금양체질이었다. 즉시 육고기와 우유, 요구르트, 밀가루 음식을 금지시키고 체질침을 시술했다. 1회 치료 후 이날 밤부터 며칠 동안 밤에 가려운 증상이 사라졌다. 얼마 후 조금씩 다시 가렵다고 해서 계속 치료하기를 20회(포항이라서 멀기 때문에 1주일에 2회씩 내원했음) 한 뒤 3명 모두 완치되었다.

그 부모들은 지옥에서 빠져나온 심정이었으리라!

다른 애들 다 먹는 육고기와 우유를 똑같이 먹였는데 그동안 이렇게 고생한 것은 자녀들의 타고난 체질 때문이라는 것을 부모들이 어찌 알 수 있었겠는가! 전국의 유명하다는 피부과 의사도 그 사실을 몰라 치료를 못했던 것이다.

아무튼 아토피성 피부염을 앓고 있는 어린이는 빨리 체질판정을 받아서 금양체질이면 무조건 육고기와 우유부터 끊으면 깨끗이 낫는다.

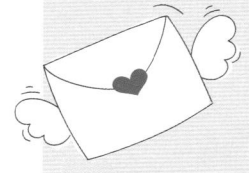 사례 2

초등학교 6학년 남자 어린이가 어머니의 손에 이끌려 본원을 찾아왔다. 아토피성 피부염으로 전신의 피부가 보기 흉할 정도였다.

특히 머리 밑, 목 주변, 등, 팔꿈치 안쪽, 사타구니, 무릎 오금이 더욱 심했다. 밤이 되면 더욱 가렵다고 했다. 정말 불쌍해 보였다. 어머니께서는 "전국 안 가본 데 없다. 여기가 마지막이다."라고 하셨다.

체질은 금양체질이었다. 즉시 육고기와 우유를 금지시키고 체질 침 시술을 20회 정도 하니 가려움이 거의 없어졌다. 이 때부터 피부가 껍질을 벗은 매미처럼 비로소 윤기가 돌고 환해졌다.

이 어머니는 본 한의원에 오면 아무나 붙잡고 자랑한다. 이 어린이에게 새 삶을 찾게 해준 권도원 선생님의 8체질의학에 무한한 자부심을 갖게 된 계기가 되었다.

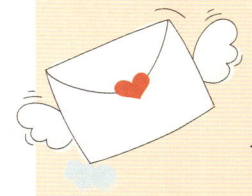

사례 3
우리 애 아토피로 전국 안 가본 곳이 없어요

존경하는 원장님께 이 편지를 쓰면서 자꾸만 눈물이 납니다. 어릴 적부터 시작된 아토피로 우리 애를 데리고 전국 안 가본 곳이 없습니다. 찾아갈 때의 희망은 1년도 안되어 절망으로 바뀌었고, 우리 애의 상태는 점점 나빠져서 코끼리 가죽처럼 변해 갔습니다. 밤새워 잠을 못 자고 피가 나도록 긁었는데 학교 가면 친구들로부터 마치 전염병 환자 취급받아 왕따되어 울면서 집에 오는 우리 애의 모습을 볼 때면 저는 거의 미칠 것만 같았습니다. 원장님을 만나 태양인 금양체질이라는 진단을 받고 육고기, 우유, 요구르트를 완전히 중단했습니다. 제세한의원에서 체질한약과 체질침 치료를 시작한 지 1년 만에 우리 애 피부는 거의 나아 보였지만 그래도 불안한 마음으로 치켜 보았어요. 혹시나 재발하면 이제는 어디로 가야 하나….

그런데 신기하게도 치료가 끝난지 1년이 더 지났지만 재발 없이 잘 지내고 있습니다. 물론 피부는 주변 애 보다 오히려 더 깨끗해졌어요. 이런 기적을 보여주신 하나님께 진심으로 감사드리고 원장님께도 감사드립니다. 우리 애의 밝은 모습을 보면서 감사의 인사를 드려야지 생각만 하고 있다가 늦게 편지 드린 점 죄송합니다. 원장님께서 건강하셔서 많은 사람에게 희망을 주시기를 부탁합니다.

흔히 현대 의학에서는 아토피는 완치되지 않는다고 하지만 저희 애의 경우를 보면 완치될 수 있다고 믿습니다.

2013년 9월 6일
부산시 연제구 연산 5동
이정O

Tip

* 아토피성 피부염을 앓고 있는 어린이의 경우 거의 대부분이 태양인-금양체질에서 이 병이 온다. 분유와 우유를 먹으면서 아토피가 시작되고 육고기를 먹게 되면서부터 본격적으로 악화되는 것이다.(현대의학에서도 '육고기나 우유에 들어있는 동물성 단백질이 어떤 특정 사람에게만 특별히 돌연변이를 일으켜 알레르기성 체질로 바뀌어 아토피성 피부염을 일으킨다'라고 밝혀냈다.)

그러므로 현재 아토피를 앓고 있다면 육고기와 우유 및 유제품을 즉시 중단하고 태양인 아토피의 대표 처방인 태양인도인탕을 투약하면 100% 완치될 수 있다. 기간은 빠르면 3달, 보통은 6개월, 심하면 1년 정도 소요된다. 완치되면 거칠던 피부가 매미 허물껍질 벗듯이 벗겨져 깨끗한 속살이 매끈하게 나타나게 되어 코끼리 가죽 같던 거무튀튀한 피부가 흔적도 없이 사라지는 기쁨을 누릴 수 있을 것이다.

알레르기성 비염

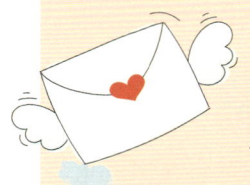

사례 1
우리 아이가 코가 막혀
너무 고생해요

저는 8살 O금송 환자 어머니 김민O입니다.

저는 어린 시절 양약을 달고 살았고 어른이 되면서 양약을 먹으면 독해서 그런지 속이 아팠고 한약을 먹으면 그렇지 않아서 한방치료를 많이 선호했습니다.

금송이가 태어날 때 탯줄을 감고 있어 죽을 고비를 넘기며 산소호흡기에 의지해 힘들게 자연분만을 하였습니다. 금송이가 뱃속에 있을 때부터 제가 스트레스도 많이 받고 고된 일도 많이 했거든요. 태어나면서부터 잦은 구토와 태열, 비염이 있던 금송이가 밤마다 코에서 그렁그렁하는 소리에 내 마음이 답답하고 아팠습니다.

  밤만 되면 코막힘과 짜증에 아이나 저나 깊은 잠을 잘 수가 없었습니다. 금송이와 제가 늘 몸이 아파 힘들어서 어떻게 해야 하나 고민할 때 우연히 컴퓨터 검색을 통해 제세한의원을 알게 되어 무작정 언양에서 부산 해운대까지 찾게 되었습니다. 양방의 약물치료를 해도 밤마다 그렇게 힘들어하던 아이가 저처럼 한방치료가 잘 받는지 3개월간의 원장님의 치료로 아이의 병세가 사라졌습니다.

  울산에서 부산까지 대중교통을 이용해 치료를 받으러 가는 것은 혼자 아이를 키우는 저로서는 너무 힘에 겨웠지만 얼마나 소중한 치료를 해주셨는지 잘 알기에 아이의 아토피까지 치료하고 저의 건강을 회복하기 위해 아예, 부산으로 이사를 하려고 노력했지만 여의치 않았습니다.

  하지만, 치료 후 금송이가 점점 건강해지는 모습을 보니 저의 마음도 한결 좋아지고 가벼워졌습니다. 금송이가 밤에 잠을 잘 자다 보니 키도 많이 자라더군요. 그렇게 작던 녀석이 저렇게 컸고 이제 엄마가 피곤하다고 하면 마사지를 해줍니다.

  저 또한 아이에게 미안해서 생긴 마음의 병이었는지 금송이가 건강해지는 것을 보고 저도 많이 건강해졌습니다.

  치료를 더 받고 싶은 마음이 간절했지만 아이가 초등학교를 입학하면서 치료를 자주 못 가고 있습니다. 원장님, 시간이 지났지만 아이의 큰 고통을 치료해 주신 것에 대한 감사의 마음을 전하고자 이 글을 보냅니다. 진심으로 감사드립니다.

울산 울주군 삼남면
김민O

Tip

  * '특정 계절(봄, 가을 환절기)이나 1년 내내 아침에 일어나면 재채기, 콧물, 코막힘 증상이 있어서 괴롭다. 밤에 잘 때 코가 막혀 입으로 숨을 쉰다. 공부할 때 머리가 아파 집중이 안 된다.'

  이런 경우를 알레르기성 비염이라고 하는데 지금까지의 이비인후과 치료로는 잘 낫지 않는 질병에 속한다. 왜냐하면 알레르기성 체질을 정상 체질로 바꿔주어야 하는데 바꾸기가 쉽지 않기 때문이다. 그러나 8체질의학에서는 알레르기성 체질을 정상 체질로 바꾸는 탁월한 치료법이 있으므로 100% 완치를 확신한다. 치료된 사례가 많아서 모두 소개할 수 없을 정도이다.

  알레르기성 비염을 제대로 치료하지 못하면 천식이나 축농증, 중이염으로 발전하니 초기에 반드시 치료해야 된다.(축농증도 최근에는 수술 않고 체질침으로 완치된다.)

요즘 학생들 3명 중 1명꼴로 비염이 있다고 조사되었다. 비염이 있으면 위의 증상으로 고생할 뿐 아니라 특히 학생들에게는 공부에 많은 지장을 초래한다. 필자가 비염치료를 위해 방문하는 학생들에게 성적을 물어보면 반에서 중간 이상의 성적이 나오는 학생들이 거의 없었다. 그러므로 비염이 치료되어야만 전국의 경쟁자들과 동등한 여건에서 겨루어 더 좋은 성적을 거둘 수가 있지 않겠는가!

그러면 비염은 어느 체질에서 잘 올까?

주로 태양인- 금양·금음체질이 육고기, 우유, 요구르트 등 동물성 단백질을 섭취하여 오는 경우가 거의 대부분이다. 비염증상이 나타나면 위의 음식을 중단하고 태양인 비염치료의 대표적 처방인 태양인백모근탕을 처방받아 적극적인 치료를 해주어야 한다. 치료기간은 보통의 경우 3개월이면 만족하고 심한 경우 6개월까지 소요되기도 한다.

불임

임신 성공사례는 너무 많아서 일일이 나열할 수는 없지만 결혼 후 가장 불임 기간이 길었던 환자의 경우를 소개한다.

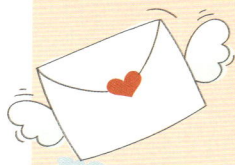 사례 1

아마도 한의사, 양의사를 막론하고 불임을 치료해 봤다면 필자의 아래와 같은 드라마틱한 불임 치료 사례에 전율이 느껴질 것이다.

2010년 4월, 39세의 여성이 본원을 방문했다. 그분은 11년 전 28세에 결혼하여 한 번의 피임도 없이 아기를 기다렸지만 그때까지 소식이 없었다. 여러 가지 치료를 하였는데 특히 시험관 시술을 10회나 하였다. 시험관 시술을 3~5회 정도 하면 자궁의 기능이 현저히 떨어져 임신의 기회는 점점 멀어져만 가게 된다. 그러므로 전문의는 5회 이상의 시험관은 권유하지 않는데 환자가 억지로 우겨서 10회까지 시술을 받았다고 하였다. 필자의 생각에는 그분의 나이가 39세인데다 시험관을 10회나 시술하였기 때문에 임신의 가능성이 희박하다고 판단하였다. 그런데 그분은 원장님의 명성을 듣고 찾아왔으므로 임신이 안 되어도 좋으니 최선을 다해달라고 부탁하였다.

 원래 불임 치료는 자궁을 보강하는 한약을 3개월 정도 복용하고 이후 6개월 동안 자연 임신을 기다리고 있다가 만약 자연 임신이 안 되면 산부인과에서 시술을 받아 대부분 임신에 성공을 한다. 그분의 체질은 금음체질이었다. 육고기와 우유를 금지시키고 태양인 불임의 대표 처방인 태양인당삼탕을 투약하기 시작하였다. 7월 중순경 3개월 동안의 한약 복용은 종료되었다. 일단 기다려 보자고 하였다.

 드디어 그해 12월 자연 임신의 희소식이 들렸다. 정말 기적 같은 일이었다. 그로부터 1년 뒤 잘생긴 남자아이를 안고 나에게 인사시키러 왔다. 이 아기를 보고 필자 스스로도 새 생명의 환희를 느꼈다. 이 치료 경험으로 인해 불임 때문에 본원을 방문하는 환자에게는 절대로 포기하지 말라고 힘주어 격려하게 되었다.

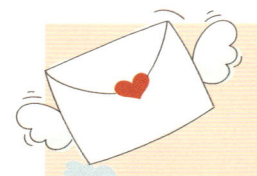

사례 2

　5년 전으로 기억된다. 젊은 부부 한 쌍이 본원을 방문했는데 7년째 단 한 번의 임신도 성공한 적이 없었다고 했다. 산부인과 검사 상 둘 다 완벽한 정상이었다. 이때부터 소문 따라 전국 일주가 시작되었다. 특히 여자는 한약을 너무 많이 먹어 질릴 정도라 했다.

　체질은 소양인-토양체질.

　돼지고기가 소양인-토양체질의 자궁에 좋으므로 많이 먹게 하고 체질침을 시술하면서 자궁을 보강하는 소양인 대표 처방인 소양인산수유탕을 투여했다. 소양인-토양체질의 식단표를 철저히 지킬 것을 지시하고….

　3달 뒤 산부인과에서 임신으로 판정받고 기쁜 목소리로 전화를 해 왔다. 출산 후 백일 때 반지를 사가지고 갔다가 온 집안 식구로부터 융숭한 대접을 받았다.

　새 생명의 탄생은 의사의 가장 큰 보람이리라!

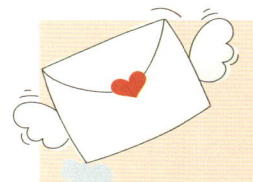

사례 3
예비 아빠의 편지

   11월 말쯤 건강 문제와 임신 문제로 진료받고 꾸준히 약을 먹고 있습니다. 지난주에 너무 반갑게도 아내의 임신 소식을 들었습니다. 작년 시험관을 하고 실패한 후라 자연임신은 기대도 안 했는데 다 선생님 덕분인 것 같아 너무 감사드립니다.

   아직 6주가 되지 않아 이번 주에 심장소리를 들으러 병원에 갑니다. 저에게 맞는 약 지어주신 것 너무 감사드립니다. 이번에 보내주신 약을 먹고 소변의 잔뇨감이나 빈뇨감은 싹 없어졌습니다.

   오늘까지 먹으면 약이 다 되는데 앞으로 어떻게 약을 먹어야 할지 궁금합니다. 빨리 전화 주세요, 아빠가 되도록 도와주셔서 넘 감사드립니다.

   작년 10월 갑상선암 수술 후 어제 정기검진을 가니 수술은 잘 되었지만 아직 아주 작은 혹이 한두 개 있다고 하네요.

   살아가는데 전혀 지장은 없다고 하는데 건강에 도움이 되는 약 부탁드립니다. 다시 한 번 감사드립니다. 약 빨리 보내주세요.

강원 홍천군 홍천읍 하오안리 삼호 아파트
O재영

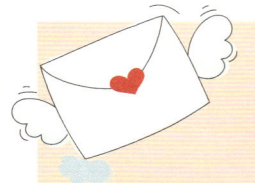

사례 4

불임!! 늘어는 가고 있는데
삼신할머니도 그 원인을 몰라

    너무나도 감사한 마음에 이런 글 쓰는 것을 별로 내켜 하지 않음에도 불구하고 저처럼 힘드신 분들에게 희망을 드리고자 몇 글자 올립니다.

    결혼 5년차고요, 클로를 먹어도 난자가 자라지 않는 심한 다낭성이었어요. 이리저리 병원도 다니고 임신된다는 익모초니 도라지니 쑥물 등 좋다는 약도 먹고 했어요. 작년 8월에 일본에서 큰맘을 먹고 부산 해운대에 있는 제세한의원을 소개를 받고 왔어요. 해운대점에만 대표원장님이 계서서 이곳으로 왔습니다. 체질검사를 받아보니 저는 토양체질로 제 체질인 여성이 임신이 잘 안된다고 하더라고요.

    3개월간 약 처방을 받고 약 값이 부담되어 망설였는데 병원 가도 안되니 답답한 마음에 정말 마지막이라는 생각으로 원장님 말씀만 믿고 약을 먹기 시작했습니다.

    원장님이 약 다 먹고 6개월 안에 임신이 안되면 병원에 가서 치료해보라고 했어요. 약을 먹는 동안에 임신이 꼭 되었으면 하는 마음에 정말 하루도 빼먹지 않고 약을 챙겨 먹었습니다.

6개월 있다가 병원에 가라는 원장님 말씀이 있으셨지만 급한 성격 탓에 3개월 먹고 2개월 쉬다가 다시 산부인과 갔는데 한약 먹기 전보다 난자는 확실히 잘 자라더라고요, 하지만 3번 다 꽝이었어요.

  착잡한 마음에 한 달을 쉬면서 체질식을 열심히 지키고 그 달에 자연임신이 되어서 지금은 임신 19주랍니다.

  민간요법이나, ~카더라라는 말보다 자신의 체질을 알고 맞는 음식을 먹는 게 좋다는 생각이 들어서 체질이 중요하다는 것을 다시 한번 강조 드리고 싶어요. 제 체질에는 임신에 도움이 된다는 익모초니 쑥이니 하나도 안 맞더라고요.

  혹시 저처럼 불임으로 힘드신 분 꼭 체질 확인하셔서 좋은 결과 있으시면 좋겠습니다. 원장님 진심으로 감사드립니다.

2011. 10월
행복한 산모가 멀리 일본에서~

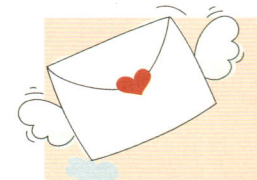
사례 5

나이 32세
경기도 화성시 거주
2011년 2월 내원

당시 환자분은 평소 위염 등 위장장애를 앓아왔다고 했고 그때 당시 위염 치료도 함께 병행하였다. 내원 당시 결혼 5년차에 접어든 때였고 벌써 2년 전이었던 30살이 되던 해부터 임신을 계획했고 시도를 했으나, 실패의 연속이었다고 하였다.

* **환자분 문진 내용**
 - 과식을 하는 일이 많고 그래서 소화가 잘 되지 않는다.
 - 대변 보기는 어렵지 않으나 설사를 자주 한다.
 - 수족 냉함
 - 몸과 배가 찬 편이다.
 - 한증탕이나 사우나에 들어가면 갑갑함을 느낀다.
 - 심장 두근, 가슴이 답답한 증상이 자주 있다.

환자분의 체질의 특성상 소위 말해 '배꼬리가 길다'라고 하듯 장이 길어서 그만큼 과식을 잘하는 경향이 많다. 많이 섭취하는 음식량만큼 소화되는 시간도 충분해야 하나 식탐이 많은 체질인 만큼 밤늦은 시각 섭취한 음식물이 위에서 제대로 소화되지 못해 위장장애를 겪거나 장에 남아 독소로 변해 설사를 유발하기도 하는 것이다.

특히 육고기와 우유 등 동물성 단백질은 이 같은 증상들을 유발하는 태양인에게는 아주 해로운 음식물이며, 임신이 잘 되지 않는 큰 원인이 될 수 있다. 몸에 열이 많고 몸이 따뜻해야 정상인 체질이지만 손발이 차갑다는 것은 섭생에 분명 문제가 있다는 증거이기도 했다. 먼저 체질에 적합한 식생활로 섭생을 바로 하여 위장이나 장 기능을 보완하고, 또 자궁을 튼튼히 해주는 자궁 보약을 처방하여 3개월 간 복용할 수 있도록 하였다. 부산이 아닌 타 지역에 계신 관계로 내원은 어려워 침 치료는 하지 않고 체질식 섭생과 한약 복용을 한 뒤 자연 임신의 결과를 기다렸다. 3개월 동안의 한약 복용을 다하고 1달 보름이 지났을 즈음인 2011년 7월, 너무나도 반가운 임신 소식을 접할 수 있었다. "축하합니다! 오늘 하루 중 가장 뜻깊고 반가운 소식입니다" 간절했던 임신 소식은 들을 때마다 항상 새롭고 뿌듯하다. 건강한 임산부의 생활로 행복한 날들을 보내고 있다는 소식이 있었고 임신 기간 중 계속해서 체질에 해로운 음식을 주의하라는 당부와 함께 출산 후 몸의 기능을 다시 보완해줄 수 있는 산후 보약을 드실 것을 안내드렸다.

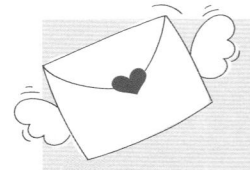

사례 6

나이 29세

부산광역시 남구 거주

2011년 6월 내원

내원 당시 불임으로 5년에 걸쳐 3번의 시험관 시술을 받았지만 성공하지 못한 상황이었다. 먼저 환자분의 체질을 알아보기 위해 진찰을 하고 문진 등 절차를 거쳤다.

* **환자분 문진 내용**
  - 손발이 차갑다.
  - 더위보다는 특히 추위를 많이 탄다.

* **혈액 검사 결과**
  - 피가 탁하다.
  - 체내 노폐물 배설 능력 저하
  - 만성피로
  - 무기력증

환자분을 진찰해본 결과 소음인 수양체질이었다.
위 환자분도 원래 건강을 염려할만한 질병이 잘 오지 않는 체질이지만 섭생을 부주의하면 이 같은 고초를 겪게 될 수 있다.

매사에 꼼꼼하며 치밀한 성격 탓에 작은 일도 그냥 쉽게 넘어가는 경우가 없는 완벽주의자가 많은 체질로서, 평소 스트레스나 만성 피로감을 느끼기 쉬운데, 이때 돼지고기의 섭취와 뜨거운 물 목욕과 반신욕 등의 땀을 빼는 목욕법은 오히려 몸을 무기력하게 만들고 피로감이 더욱 쉽게 풀리지 않게 마련이다. 임신에 있어서는 자신의 몸에 맞는 섭생과 함께 일정한 컨디션을 유지하여 스트레스를 최소화하는 것이 대단히 중요한데 너무 과도한 임신에 대한 불안감들이 악영향을 낳고 문제를 지속시키게 되는 경향이 많은 것이다.

환자분이 편안한 마음을 유지하고 치료를 받을 수 있도록 충분한 배려를 해드리고, 소음인 수양체질에 더할 나위 없이 좋은 산삼약침을 2달 보름 정도의 기간에 걸쳐 20회 동안 시술하였다. 산삼약침은 2003년 대한 약침학회에서 발표한 식품의약품 안전 고시의 의약품 독성시험 기준을 통과하였고 생쥐를 통해 복강 암세포를 주입, 면역작용에 관한 유의한 연구 결론을 얻어낸 바 있다. 그에 따르면 산삼약침은 심신을 안정시키고 우울증이나 불안감을 억제해주며 원기를 회복해주고 또한 면역능력을 키워주는 좋은 역할을 한다. 그렇게 약 3달간 산삼약침과 스키오 치료를 같이 병행하고 체질침을 시술받은 후 1달이 채 못 되었을 무렵, 환자분의 끊임없는 바람과 섭생을 위한 노력, 그리고 온 정성을 다한 치료로 2011년 9월에 임신 소식을 알려 주려 직접 내원하였고, 또 한 명의 어머니가 탄생하는 순간을 맞았다.

Tip

　*불임이란 정상적인 성생활을 시작한 지 만 1년이 지나도 임신이 되지 않는 경우를 말한다. 우리나라 신혼부부 7쌍 중 1쌍이 불임으로 고민하고 있다. 이렇게 불임은 늘어가고 있는데 그 원인은 정확히 밝혀지지 않고 있다.
　예로부터 미혼 여성이 손, 발이 냉하면 결혼해서 임신에 어려움을 겪는다는 말이 있는데 이 말은 정확히 맞는 이야기다.
　즉, 내부의 자궁이 냉하면 그 여파로 손, 발이 차게 된다. 불임이란 차가운 자궁에 씨(수정란)를 뿌려도 싹이 나지 않는 이치이다.
　남자가 무정자증이거나 또는 여자가 산부인과 검사 상 자궁 및 그 부속기의 기본적인 문제가 발견되면 산부인과에서 대부분 조처를 받지만 남자나 여자가 검사 상 아무런 하자가 없는데도 임신이 되지 않는 경우 당사자로서는 너무나 막막할 것이다. 주로 태양인-금음체질과 소양인-토양체질에서 불임이 잘 온다. 체질별로 음식을 잘 가려 먹고 태양인-금음체질은 태양인 불임의 대표 처방인 태양인현호색탕을, 소양인-토양체질은 소양인 불임의 대표 처방인 소양인구기자탕을 3개월 정도 복용하면 임신의 기쁨을 누릴 수 있을 것이다.

임신에서 산후조리까지

♣ 임신 중 체질별 식이요법의 중요성
- 임산부가 먹는 음식이 태아에게 득이 될 수도 있고, 독(毒)이 될 수도 있다.
- 임산부의 식이요법이 사랑스러운 내 아기의 평생 건강을 좌우한다.

♣ 출산 후 미역국과 체질
- 태양인 : 미역 + 조개 / 바다 생선 (쇠고기를 넣은 미역국을 먹고 수유를 하면 아기에게 아토피가 온다.)
- 소양인 : 미역국 자체가 해롭다. (나중에 산후풍이 온다.)
  콩나물 쇠고기 국이 이롭다.
- 태음인, 소음인 : 쇠고기 넣은 미역국

♣ 산후조리 약
- 출산 후 1주일부터 한 달 간 산후조리 약을 먹어야 자궁과 건강이 빨리 회복된다.
- 산후조리 약도 체질별로 약 처방이 다르다.

- **태양인** : 오가피, 모과 위주의 산후 보약
- **소양인** : 숙지황, 생지황 위주의 산후 보약
- **태음인** : 녹용 위주의 산후 보약
- **소음인** : 홍삼 위주의 산후 보약

* 임신부터 산후조리까지 제세한의원과 함께 하세요

건강하고 예쁜 아기와 산모를 꼭 약속 드립니다.

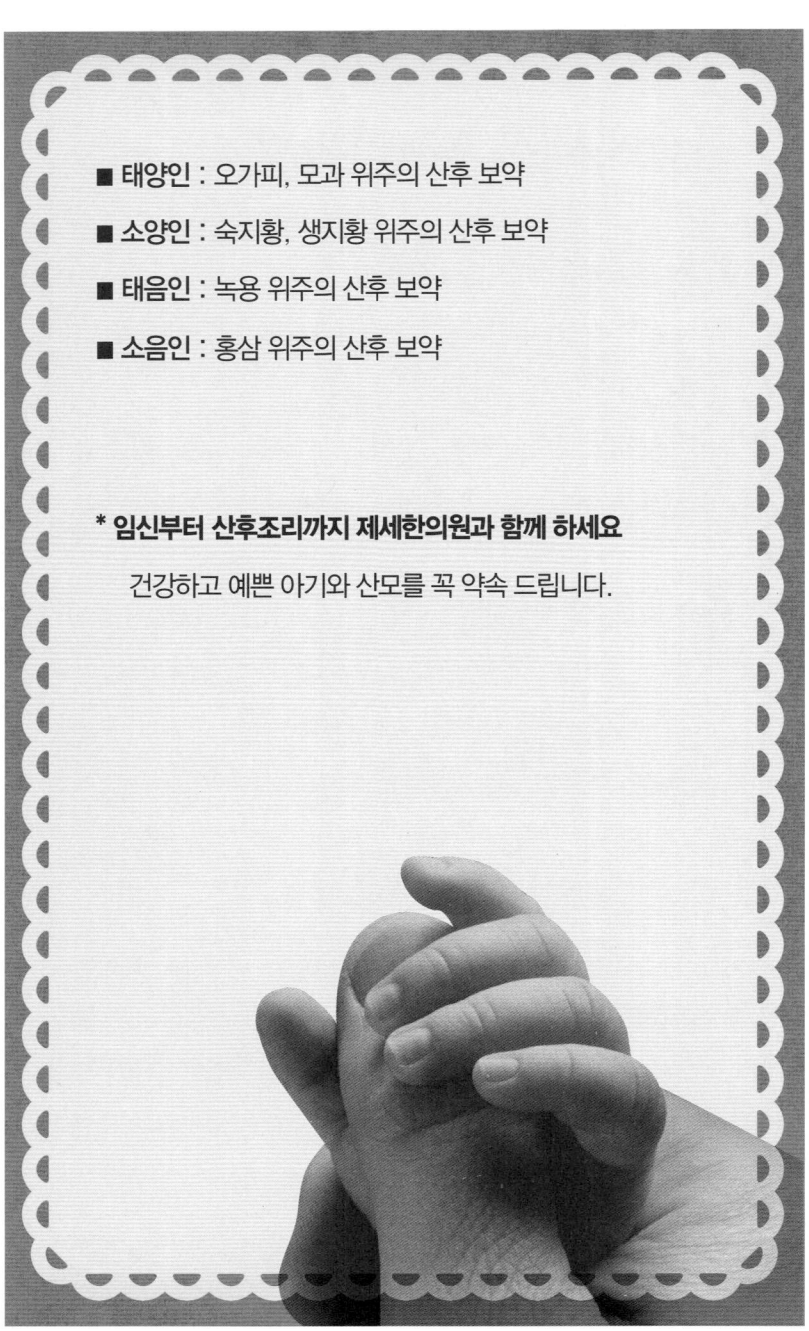

당뇨병

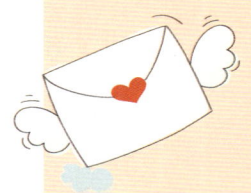

사례 1
10년된 당뇨병도 나을 수 있어요.

저는 10년째 당뇨약을 먹고 있었습니다.

처음에는 약한 약을 써도 조절이 잘 되었는데 시간이 흐를수록 점점 조절이 되어 않아 약의 양이 점점 늘어났습니다. 약을 늘려도 아침 공복 혈당이 200 정도로 높게 나왔습니다. 병원에서는 이런 추세로 가면 얼마 안 가서 인슐린을 투여하게 될 것으로 전망하였습니다. 제가 듣기로는 인슐린을 쓰면 2년 뒤부터 합병증이 시작된다고 알고 있었기에 점점 불안해졌습니다. 한편으로 생각하기를 아무리 당뇨라도 10년이나 약을 먹었는데 나아지기는커녕 점점 심해져서 얼마 안가 합병증까지 온다 생각하니 이대로는 안되겠다는 생각이 들어 지인의 소개로 제세한의원을 방문하였습니다.

  원장님께서는 당뇨의 치료 목표를 3단계로 잡아주셨습니다. 제1차 목표는 양약을 먹고 아침 공복 혈당이 150이하를 유지하는 것이고 이것이 성공하면 2차 목표는 양약을 끊고 아침 공복 혈당이 150이하를 유지하는 것이며 3차 목표는 양약을 끊고 아침 공복 혈당이 120이하를 유지하면 완치로 본다고 하셨습니다.

  "원래 당뇨의 기준은 아침 공복 혈당이 120이하면 정상이고 120에서 150사이는 당뇨의 경계치라 하여 당뇨도 아니고 정상도 아닌 상태이며 150 이상이면 당뇨병이고 200이 넘어가면 양약을 복용하는 것이 원칙이며 300이 넘어가면 인슐린을 투여하여야 하는데 200이하에서는 양약을 쓰지 않는 것이 유리하고 300이전에 인슐린을 조기 투여하는 것은 췌장에 무리가 온다"라고 원장님께서 설명해주셨습니다. 그래서 저 같은 경우에는 2차 목표인 양약 없이 아침 공복 혈당이 150이하로 유지하는 것을 목표로 삼았습니다. 120에서 150이하는 정상은 아니지만 당뇨병도 아니기 때문에 아무런 걱정이 없다고 설명해주셨습니다.

  저는 10년 된 당뇨병이 호전될 수 있을까라는 의구심도 있었지만 뭔가 방법을 달리해봐야겠다는 절박함에 치료를 시작하였습니다. 저의 체질은 소양인 토양체질이었고 닭고기, 오리고기, 개고기, 찹쌀, 현미, 인삼, 홍삼 등을 일절 금하고 토양체질에 좋은 보리밥과 팥, 콩, 돼지고기 수육, 소고기 수육을 집중적으로 섭취하면서 체질한약을 복용하고 체질침을 시술 받았습니다.(양약은 계속해서 먹으면서 치료했습니다.) 1달이 지난뒤 혈당이 평균 160~170 정도로 유지되었고, 2달이 지나니까 평균 130~140으로 유지되었습니다.

  3개월이 지나자 아침 공복 혈당이 120이하가 여러 번 기록되어 4개월째부터는 양약을 중단했더니 180까지 치솟았습니다. 걱정은 되었지만 계속 치료해 보기로 하고 음식을 더욱 신경쓰면서 운동도 하고 치료를 계속하니 5개월째부터는 150이하로 떨어졌습니다. 원장님께서는 이제는 당뇨병으로부터 벗어났다고 축하해 주셨습니다. 저는 목표는 달성했지만 완치까지 가보고 싶어 계속해서 치료하겠다고 원장님께 말씀 드렸습니다.

  6개월, 7개월이 지나면서 점차 내려오더니 8개월째부터는 아침 공복 혈당이 양약 없이도 120이하로 꾸준히 유지되었습니다. 저의 췌장이 완전히 살아난 것입니다. 현대의학에서는 당뇨병은 완치가 되는 것이 아니고 평생 관리해야 한다고 들었는데 저는 완치의 기쁨을 누려서 정말 다행이라고 생각하면서 장시간 저를 격려해주신 원장님께 감사드립니다.

당뇨는 불치병이 아닙니다. 도전하십시오.

2013년 3월 15일
부산시 해운대구 재송동
김재O

Tip

* 당뇨병은 췌장이 큰 소양인-토양체질에게 제일 많이 온다. 당뇨병은 식이요법이 제일 중요하다. 식이요법을 철저히 지키면서 체질침과 체질한약으로 정확히 치료하면 오래되지 않은 당뇨병은 완치를 기대할 수 있고 오래된 경우라도 더 이상 진행을 막아 합병증 예방도 얼마든지 가능하다. 혈당강하 양약만 먹고 방치하면 결국 췌장 기능이 떨어져서 당뇨 합병증이 오므로 철저한 관리가 요망된다.

피부 가려움증

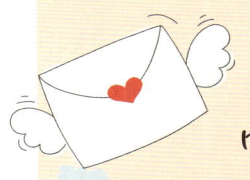

<u>사례 1</u>
미국에서도 30년동안 치료 안 된
피부 가려움증 치료 경험

필자는 2002년부터 2005년까지 3년간 가족과 함께 미국 워싱턴 D.C에서 살았었다. 미국에 도착한 2002년 어느 봄날 미국에 이민 온 지 30년이 된 여성 교포의 피부 가려움증을 치료하게 되었다.

그분은 한국에 살 때는 피부가 정상이었는데 남편과 함께 미국에 이민 와서 피부 가려움증이 발생했다고 하였다. 남편은 경기고등학교를 나왔고 부인은 경기여자고등학교를 나왔을 정도로 한국의 수재들이었다. 당연히 미국에서도 좋은 직장에 근무하고 있었다. 부인은 발령지를 따라 미국의 여러 곳을 다니면서 피부과 병원에서 항히스타민제 처방을 받아 매일 복용하고 있었다. 그런데 하루라도 양약을 복용하지 않으면 밤새 피부가 가려워서 잠을 한숨도 자지 못할 정도였다. 결국 30년 동안 양약에 의존하여서 살아왔을 뿐 일체 치료는 되지 않았다. 현대 의료의 종주국이라는 미국도 피부 가려움증은 전혀 치료하지 못하는 실정이었다. 여성분의 체질은 소양인-토양체질이었다. 필자는 그날부터 양약을 중단시키고 체질침과 체질한약으로 매일 치료를 진행했다. 5일 동안은 가려워서 긁는다고 잠을 한숨도 자지 못했다. 그러나 6일째부터는 1~2시간 수면을 취할 수 있었다. 한 달이 지나니 80% 정도 호전되었고 두 달 치료 후 완치되었다. 며칠 뒤 필자의 가족은 그분의 집에 초대받아 융숭한 대접을 받았다. "미국보다 한국의 의료수준이 더 높네요."하면서 활짝 웃던 그분의 모습은 10년이 지난 지금도 눈에 선하다.

결국 알레르기로 인한 피부병은 알레르기 체질을 정상으로 바꾸어 주어야 하는데 미국에서는 이러한 치료법이 없기 때문에 30년 동안 손놓고 있었던 것이다. 8체질의학에서는 알레르기 체질을 정상으로 바꾸는 정확한 치료법이 있으므로 30년 동안 미국에서 고치지 못했던 피부병을 단 두 달만에 완치시킨 쾌거였다.

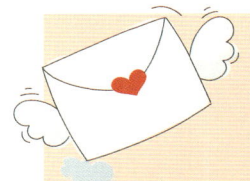

사례 2
가려워서 미치겠어요!

저는 비교적 건강한 편입니다. 그러나 고질적인 피부병으로 오랜 세월 동안 많은 시달림을 받았습니다. 사타구니가 가려워 봄, 여름, 가을, 겨울 할 것 없이 일 년 내내 긁어대었습니다.

때론 미칠 지경이었습니다.

스물아홉 살 때부터 원인도 모른 채 가려웠습니다. 나이가 더 할수록 점점 심해졌습니다. 사흘이 멀다 하고 목욕도 해봤으나 효과는 하루 이틀 정도뿐이었습니다. 약국에서 피부약도 사서 발라 보았습니다.

제약회사에서 만든 좋다는 피부약을 다 구입해 보았습니다. 동네 약국에서 자체 제조한 약도 사서 발라보았습니다. 한 이틀 정도 밖에 효과가 없었습니다. 사흘쯤 지난 다음엔 더 가려웠습니다.

이번엔 매일 목욕하는 헬스장에 4년간 다녀 보았습니다. 그러나 가렵기는 마찬가지였습니다. 그래서 추운 겨울도 팬티 한 장만 입었습니다.

아무리 추워도 내복 하의를 입지 않았습니다. 이렇게 지내온 지 40년이나 되었습니다. 그런데 지난 여름 아내의 권유로 제세한의원을 찾았습니다. 지인의 소개로 아내는 체질을 알고 식생활을 바르게 하면 건강해진다고 했습니다.

  체질 감별 결과 금음체질이라고 하였습니다. 그저 그러러니 하고 생각하였습니다. 원장님께 치료를 받고 알려주신 식생활에 따라 체질식을 실천하였습니다. 신기하게도 2주쯤 지나자 가려움증이 줄어들었습니다. 1개월이 지난 지금 지난 40년간 저를 괴롭혔던 사타구니 가려움증이 완전히 없어지고 말았습니다.

  옛말에 좋은 의원을 만나면 죽을 병도 낫는다더니….

  감사합니다. 정말 감사합니다. 하한출 원장님!

2012년 12월 11일

영도구 동삼동

O정택

갱년기와 여성호르몬제

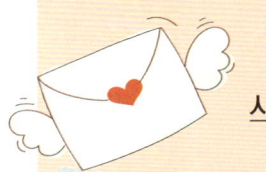 **사례 1**

  언제부턴가 생리주기가 흔들리고 양이 들쑥날쑥하더니 몇 달째 생리가 나오지 않았습니다. 그러면서 얼굴로 열이 올라오고 땀이 나면서 열이 내려갈 때는 한기가 들고 밤에 자다가 갑갑하여 창문을 여는 증상이 나타나기 시작했습니다.

  '아! 이제 갱년기가 오는구나'라고 짐작했습니다. 주변 친구들에게 물어보니 먼저 폐경이 된 친구들은 이런 증상들을 이미 겪고 있었습니다. 텔레비전 강좌에서 폐경이란 슬픈 것이 아니고 제2의 인생이라고 강사가 강조했지만 어쩐지 서글픈 마음이 들었습니다.

'아! 이제 할머니가 되는구나'

친구들에 의하면 '어떤 친구는 갱년기 증상이 나타날 때 여성호르몬제를 먹는 게 좋다라고도 하고 또 다른 친구는 먹으면 몸에 좋지 않다'고도 했습니다. 그냥 지내려고 하니 갱년기 증상이 점점 심해져서 생활에 불편을 느낄 정도였습니다. 누구나 한번 겪는다지만 그냥 두기에는 불편하여 치료를 해야 되겠다고 생각했습니다. 지난번에 어머님 치료를 위해 방문했던 제세한의원을 찾아 원장님께 문의했더니 다음과 같이 설명해 주셨습니다.

"갱년기 증상은 여성호르몬의 분비가 점차 줄어들면서 나타나는 증상인데 여성호르몬은 인체 내에서 물의 역할을 한다. 그런데 이 물이 부족해지니 상대적으로 불기운이 위로 치솟아서 여러 가지 증상을 동반하게 된다. 그러므로 부족해지는 여성호르몬을 대체할만한 한약과 체질 음식을 섭취하면 부족한 물이 보충되므로 불기운이 잡히게 된다. 여성호르몬제는 흔히 유방암과 자궁암을 유발한다고 알려져 있으니 복용하지 말고 자연에서 방법을 찾는 것이 좋다"라고 설명해 주셨습니다. 그러면서 첫 폐경 이후에는 3개월 동안 물을 공급해주는 체질한약을 복용하고 그 이후에는 갱년기 증상이 사라질 때까지 6개월마다 1달씩 한약을 먹으면 갱년기 증상을 거의 못 느끼고 수월하게 살 수 있으며 갱년기로 인해 나타나는 여러 가지 신체적인 노화현상도 최소한으로 줄일 수 있다고 하셨습니다. 저는 어차피 한번 겪을 갱년기를 한방치료로 극복하기로 마음먹고 원장님께 치료를 부탁했습니다. 저의 체질은 소음인 수양체질이었습니다. 이 체질에 가장 해롭다는 돼지고기를 절대 금지하고 기타 체질식을 철저히 하면서 한약을 3개월 복용했습니다. 한약이 끝나갈 무렵 갱년기 증상은 거의 사라졌습니다. 그 이후 6개월마다 한약을 복용한 지가 벌써 3년이 흘렀습니다. 원장님 말씀대로 갱년기 불편한 증상들은 별로 못 느끼고 살았다는 것을 친구들과의 대화를 통해 느낄 수가 있었습니다. 친구들의 경우 짧게는 3년 길게는 5년간 지속적으로 불편함 속에 지냈다 하더군요. 그래서 그런지 친구들보다 제 피부가 훨씬 탄력이 있고 친구들이 저보고 자기들은 자꾸 늙어가는데 저는 오히려 젊어지는 거 같다고 부러워 했습니다.

   어차피 한번 겪는 갱년기는 한방치료가 훨씬 우수하다는 것을 저는 확신합니다. 갱년기의 슬픔을 오히려 활기찬 제2의 인생으로 바꾸어 주신 하한출 원장님께 감사드립니다.

2013년 2월 22일
부산시 연제구 연산8동
최은O

역류성 식도염

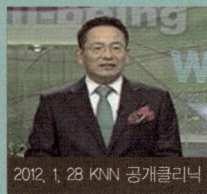

♣ KNN 공개클리닉 웰 _ 2012년 1월 28일 (토)

강의 제목 : 역류성 식도염의 한방치료

강의 시간 : 50분

홈페이지 들어가기

1. 인터넷 홈페이지 "제세한의원" 검색 후
   홈페이지 바로 가기를 클릭하세요!
2. 제세한의원 메인 창에서 '커뮤니티' 클릭 후
   -> '보도자료' 클릭!

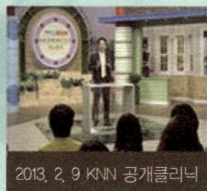

♣ KNN 공개클리닉 웰 _ 2013년 2월 9일(토)

강의 제목 : 속병 한방으로 다스린다.

강의 시간 : 50분

홈페이지 들어가기

1. 인터넷 홈페이지 "제세한의원" 검색 후
   홈페이지 바로 가기를 클릭하세요!
2. 제세한의원 메인 창에서 '커뮤니티' 클릭 후
   -> '보도자료' 클릭!

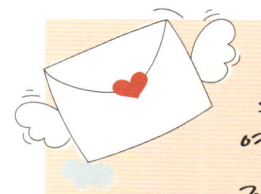

사례 1
역류성 식도염이 이렇게 여러 가지 증상이 나타나는 줄 정말 몰랐어요.

　제가 제세한의원을 방문하게 된 동기는 2013년 2월 9일 작은 설날 아침에 KNN 방송에서 제세한의원 하한출 대표원장님이 역류성 식도염이라는 주제를 가지고 강의하시는 내용을 들어보니 제 증상하고 똑같았어요. 저의 불편한 점은 다음과 같았습니다.

- 목에 뭔가 붙어 있어 뱉으려 해도 나오지도 않고 삼켜도 내려가지 않음
- 감기도 아니면서 기침 가래가 오랫동안 지속되어 기관지 검사를 해도 아무 이상이 없다고 판정 받음
- 가슴이 답답하고 숨이 찬 느낌이 있으며 심장이 두근거려 심장 초음파를 해도 이상이 없는 것으로 나왔음
- 명치끝이 답답하고 소화가 안 됨
- 아침에 일어나면 입이 쓰고 입이 마르면서 목이 건조
- 자다가 입이 말라 여러 차례 깸
- 주로 목에서 위장 부위까지 여러 가지로 불편함

설 연휴를 지나고 제세한의원을 방문하여 위의 증상들을 말씀 드렸더니 원장님께서 역류성 식도염은 주로 신경성으로 오는 경우가 많으니 마음을 안정하면서 3개월 정도 치료하면 완치된다고 말씀하셨습니다. 체질은 태양인 금음체질로 판별해 주더군요. 이 불편한 고통이 3개월 아니라 3년이 걸려도 완치만 될 수 있다면 좋겠다는 심정으로 한약을 처방받고 체질음식을 철저히 지켰더니 보름, 한 달, 두 달 갈수록 점점 증상이 없어지더니 3개월이 지난 5월 말 현재 아무런 불편함을 느낄 수 없을 정도로 좋아졌습니다. 저처럼 다양한 불편한 증상으로 고생하시는 분은 제세한의원을 찾아가 보세요.

이제는 살 거 같습니다. 원장님 감사합니다.

그리고 방송해주신 KNN에도 감사드립니다.

2013년 5월 20일

부산시 진구 연지동

조영O

사례 2
영국에서 온 감사 카드

> 제세 한의원 원장님 과 근무하시는 모든분께.
>
> 안녕하세요.
> 작년 여름방학 때 역류성 식도염으로 치료 받고는 이후
> 앉아서 음식을 먹거나 먹고나서 전처럼 큰 고통을
> 느끼지 않는 것에 대해서 얼마나 좋아웠는지...
> 이 감사하는 마음을 전하고자 이 카드를 보냅니다.
>
> 한의원에 다니는동안 원장님과 모든 직원분들이 무척
> 친절하시고 또한 그곳이 도 환절별로이 편할 수 있었고
> 편안한 분위기 또한 무척 안성맞춤이 있었어요.
> 특히 제게 침을 놔주신 두 부원장님께 감사드립니다.
>
> 모든 분들이 건강하시고 행복하시길 바라며...
>
> 임재원.

역류성 식도염

■ **원인** : 스트레스로 인해 과다 분비된 위산이 식도 쪽으로 역류하여 식도에 염증을 일으킨다.

■ **증상**

(1) 목의 증상 : 목에 뭔가 걸리는 느낌(이물감)

– 뱉으려 해도 나오지 않고, 삼키려 해도 내려가지 않는다.

(2) 기관지 증상 : 기침, 가래

(기관지염으로 오인하여 기관지 치료를 아무리 해도 낫지 않음)

(3) 천식 증상 : 숨쉬기가 곤란하며 오르막을 오르거나 조금만 움직여도 숨이 차다. (천식 치료 효과 없음)

(4) 심장 증상 : 심장 두근두근, 가슴이 답답하며 조이거나 통증이 온다. 부정맥(협심증과 흡사하므로 심장 치료를 해도 소용없음)

(5) 위장 증상 : 명치끝이 답답하다. 속 더부룩, 위산 역류가 되는 느낌

(6) 입 증상 : 아침에 일어나면 입이 쓰다. 입 냄새의 대부분의 원인은 역류성 식도염 때문이다.

(7) 등의 증상 : 식도의 뒷부분인 등에 당김 증상이 나타남

(8) 목소리 이상 : 아침에 일어나면 목이 건조하고 목소리 갈라짐
　　노래할 때 고음이 잘 올라가지 않고 목소리 갈라짐

(9) 밤이면 증상이 심해져요.
　　(밤에 누우면 위산이 역류하여 식도에 염증이 생기기 때문)
　　→ 밤에 누우면 가슴이 답답해서 앉아서 지낸다. / 불면증
　　→ 수면 중 입 마름으로 잠이 깬다.

(10) 심해지면 → 갑자기 몸(다리)에 힘이 쫙 빠지면서 식은땀이 나고, 어지러워 죽을 것 같은 공포감이 온다.
　　→ 어떤 검사를 해도 원인을 못 찾고, 어떤 치료를 해도 큰 효과가 없어 오랜 기간 고생하는 대표적 증상

치료기간 : 3개월(심하면 6개월)

생리통

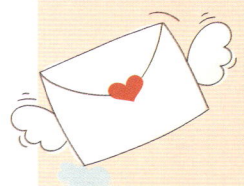

사례 1
생리통! 진통제여 안녕

　제가 생리통으로 제세한의원을 방문한 것은 1년 전 어느 봄 날이었습니다. 저는 한번 생리할 때마다 생리통으로 진통제 2각(20개)을 먹고 살은 지가 10년 정도 되었습니다. 원장님께서 말씀하시기를 "우리나라에서 한번 생리 때에 이 정도 양의 진통제를 먹는 사람은 저밖에 없을 것이다"라고 말씀하셨습니다.

　제가 주변에 물어봐도 대부분 한 알, 심한 경우라도 두 알 정도였으니까요. 진통제를 과다 섭취하니까 항상 위장이 편하지 않고 자꾸 얼굴과 몸이 부었습니다. 진통제 양은 저도 처음에는 2~3알에서 시작하여 점점 늘어 20개까지 복용하게 되었습니다. 원장님께서 저에게 태양인 금음체질이라는 진단을 주시면서 "육고기와 우유를 어릴 적부터 많이 섭취를 한 것이 생리통의 원인이었다"라고 말씀하시고 오늘부터 모든 육고기와 우유, 요구르트 등 유제품을 완전히 끊으라고 하셨습니다.

이러한 음식들이 생리통을 유발했다는 것은 처음 듣는 이야기라서 혼란스러웠지만 생리통이 나을 수 있다는 원장님의 확신에 믿음이 가서 위의 음식을 완전히 금하고 3개월 동안 체질 한약과 주 2회 체질침을 시술받았습니다.

한약을 1달 복용한 이후 생리를 했는데 진통제 10알 정도로 버텼고, 치료를 시작한 지 2달 뒤에는 3알 정도로 지나갔고, 3개월 뒤에는 1알로 줄었습니다.

3개월 동안의 치료는 끝나고 그 이후에도 육고기, 우유, 요구르트를 일절 금하고 살은 지가 1년 정도 되는데 그 이후에는 진통제를 1알도 먹은 적이 없습니다. 원장님께서 말씀하시기를 미혼 때에 생리통이 심하면 결혼해서 임신에 지장을 받을 수 있으니 열심히 치료받으라고 하셔서 불안했는데 이제는 진통제를 안 먹어서 속도 편하고 불임에 대한 걱정도 없어서 원장님께 정말 감사드립니다.

생리통으로 고생하시는 분들은 꼭 체질 치료받기를 권합니다. 그것이 정답인 것 같아요.

2013년 4월 2일
부산시 동구 초량동
서진O

> Tip

 * 최근 들어 미혼 여성뿐 아니라 중·고등학생까지도 생리통으로 시달리고 있다.

 원인은 스트레스와 걷기 부족으로 인한 자궁 발육 부전 때문인데, 치료를 소홀히 하고 진통제로 그때그때 임시방편으로 넘기면 결혼해서 불임을 초래할 수 있다. 그러므로 미혼 때 체질한약을 복용하여 진통제 없이 잘 지낼 수 있도록 조치해 주어야 할 것이다. 최근 불임이 많아 사회적 문제가 심각하므로 미혼 때 생리통을 잘 치료해서 불임에 대한 철저한 대비를 해야 할 것이다. 대부분 3개월 정도 체질한약을 복용하면 진통제 없이 살 수 있고 매월 너무도 수월하게 지나갈 수 있을 것이다.

 생리통이 잘 오는 체질 : 소양인-토양체질 , 태양인-금양·금음체질

여드름

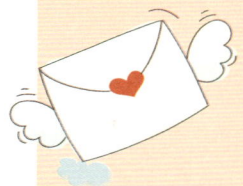

사례 1
여드름 때문에 속상해요!

저는 고등학교 다닐 때부터 얼굴에 여드름이 조금씩 났습니다. 고등학교를 졸업하고 대학을 진학한 이후 조금씩 더 심해지더니 대학 졸업 후 취직을 하여 사회 생활을 하면서 본격적으로 얼굴에 여드름이 심하게 났습니다. 피부과에서 치료를 하면 그때만 조금 안정되고 계속해서 올라왔습니다. 주변에서 말하기를 이런 경우는 속에서 올라오는 것이므로 한방 치료가 더 나을 것 같다고 권유하였습니다.

인터넷을 검색하여 제세한의원을 방문하였습니다. 원장님께서 체질 판별을 해보시더니 태음인 목음체질로 진단하셨습니다. 이 체질의 여드름은 피부 자체의 문제가 아니라 체질에 맞지 않은 음식을 오랫동안 잘못 섭취하여 그로 인한 독소가 내부에 잠복했다가 얼굴로 밀고 올라오는 것이라고 하셨습니다. 그러므로 그 독소를 해독하기 위하여 먼저 체질에 맞지 않는 음식을 입에 들어오지 못하게 하고 내부에 있는 독소는 한약을 복용하여 소변과 대변으로 배출시키면 얼굴로 더 이상 올라올 독소가 없기 때문에 깨끗한 얼굴을 계속해서 유지할 수가 있게 된다고 설명해 주셨습니다.

  이번에는 정말 얼굴을 깨끗하게 만들고 싶은 욕심으로 기름진 음식과 튀김 종류 등을 일체 먹지 않고 한약을 열심히 먹었더니 점차로 얼굴에 나는 것이 줄어들기 시작했습니다. 효과가 서서히 나타나는 것을 보니 오랫동안의 내 얼굴의 여드름은 속에서 온 것이라는 확신이 들어 더더욱 음식을 조심하였습니다. 3개월이 지난 이후부터 더 이상 얼굴에 새로 생기는 것은 없고 기존에 나있던 것도 사라지니 깨끗한 얼굴로 거듭 태어났습니다. 요즘은 친구들과 만나보면 제 얼굴이 가장 깨끗해요. 여드름 때문에 고민하시는 분은 한방 치료를 통해 내부를 꼭 다스려 보기를 적극 추천합니다.

2013년 4월 6일
부산시 남구 용호동
이소○

Tip

* 여드름의 원인은 첫째가 과도한 스트레스 때문이고, 둘째가 잘못된 음식에 그 원인이 있다. 여자의 경우 자궁도 그 원인이 된다. 주로 태음인-목음체질에서 대부분 오며 태양인 체질에서도 올 수 있다.

치료 : 체질한약을 먹어서 내부의 독소를 해독시켜 주면, 내부로부터 피부로 독소가 올라올 수 없으므로 피부에 여드름이 발생할 수 없게 된다. 얼굴만 관리하면 계속 반복되므로 근본적인 치료를 해야 되는데 대부분 3달 정도 체질한약을 먹게 되면 만족할만한 효과를 기대할 수 있다.

안면신경마비

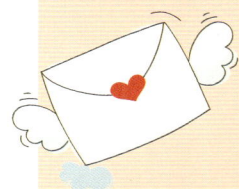

사례 1
자고 일어나니 눈이 안 감기고
입이 돌아갔어요!

아침에 일어나서 양치질을 하는데 갑자기 입에서 물이 줄줄 샜습니다.

깜짝 놀라서 거울을 보니 오른쪽 눈이 다 감기지도 않고 입을 움직여보니 입이 왼쪽으로 약간 돌아가 있었습니다. 이런 느낌은 처음이어서 당황했습니다. 갑자기 혹시 와사풍이라는 것이 아닐까라는 생각이 들었습니다. 혹시 중풍? 인터넷에 검색해보니 구안와사 안면신경 마비로 표현되어

있더군요. 어디를 가야 하나 고민하던 중 우리 애의 성장 문제로 상담 받으러 갔던 제세한의원이 기억났습니다. 원장님을 뵙고 제 모습을 설명드렸더니 중풍은 아니고 안면 마비니 치료하면 완치될 수 있으니 걱정 말라고 안심시켜 주었습니다. 체질은 태양인 금음체질로 판정해주시고 다음과 같이 설명해 주셨습니다.

안면신경 마비란 사람이 정신적 육체적으로 피곤할 때 바이러스가 귀 뒤의 유양돌기쪽 신경에 침범하여 염증을 일으켜서 일시적으로 신경마비가 일어나면서 눈이 감기지 않고 입이 돌아간다고 하셨습니다.

발병일로부터 첫 1주는 치료를 해도 입이 계속 돌아가고 나머지 3주 만에 원상태로 회복되니 총 4주가 소요된다고 하셨습니다. 과연 일주일쯤 지나니 오른쪽 눈이 3분의 2밖에 감기지 않고 입은 왼쪽으로 완전히 돌아가서 몰골이 끔찍했습니다.

이때가 가장 불안했던 시기였습니다. 정말 걱정되었습니다. 원장님께 정말 괜찮아질 수 있느냐고 재차 물었더니 웃으면서 조금만 기다려 보라고 하셨습니다. 신기하게도 점차 점차 돌아오더니 3주가 지나고 나서는 흔적도 남기지 않았습니다. 이때쯤 내가 어느 쪽 눈이 안 감겼고 어느 쪽으로 입이 돌아갔는지 조차도 기억할 수도 없었습니다. 평생을 찌그러진 이상한 얼굴로 살아야 된다는 불안감을 깨끗하게 없애 주신 원장님께 정말 감사드립니다.

2013년 6월 30일

부산시 금정구 장전동

정진O

틱(TIC) 장애

틱 장애를 겪다가 완치되어 학교 생활을 즐겁게 하고 있는 어느 어린이가 필자에게 보내온 감사편지를 소개한다.

 사례 1

> 제세한의원, 하한출원장님께
> 안녕하세요
> 저는 종덕원에사는 하O주 from. 하O주올림
> 라고합니다.
> 원장님 제몸에 침을 놓아
> 주셔서 제가 건강해졌습니다. 하한출원장님께
> 감사합니다.
> 원장님 사랑해요~♡

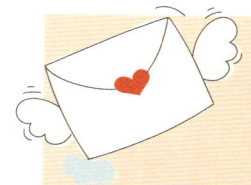

사례 2
제 아들이 틱 장애로 학교에서 놀림을 받았습니다.

　제 아들은 초등학교 5학년입니다. 언제부턴가 자꾸 눈을 깜빡거리고 어깨를 움찔움찔하더군요. 예사로 생각했는데 점점 심해져서 병원에 가서 진찰을 받았더니 틱 장애라고 진단하고 스트레스가 원인이라고 했습니다. 어떻게 치료하면 되겠냐고 물었더니 신경정신과 약을 복용하기를 권유하였습니다. 잘 모르지만 선입견에 어린애에게 양약을 장기간 먹이는 게 내키지 않아 한방치료를 해 볼 심산으로 지인의 소개로 제세한의원을 방문하였습니다.

　원장님께서는 틱 장애는 정신적 스트레스로 오는 것이 아니라 태양인 금양체질이 육고기, 우유, 요구르트 등 동물성 단백질을 먹으면 오는 병이라고 설명해 주시면서 오늘부터 위의 음식을 일체 중단시키고 태양인 체질한약을 처방해 주셨습니다. 3개월 치료 후 증상은 거의 소실되었습니다. 이 무렵 우리 아들이 하는 이야기가 너무나 가슴이 아팠습니다. "치료받기 전 증상이 심했을 때 학교에 가면 애들이 저를 보고 따라 하면서 막 놀려대서 학교 가기가 정말 싫었는데 이제는 아무렇

지도 않으니 애들이 놀리지도 않아서 학교 가기가 즐거워요"라고 했습니다. 완치되고 나서 알고 보니 틱이란 병이 그렇게 쉽게 치료되는 병이 아니더군요. 불과 3개월 만에 깨끗이 치료해서 우리 아들이 행복한 학교생활을 하게 해주신 원장님께 머리 숙여 감사드립니다.

2012년 12월 21일
부산시 금정구 구서동 롯데아파트
엄마 손영O

Tip

* 무의식적으로 어깨를 들썩이거나 반복해서 눈을 깜박이는 등 틱 장애 증상을 보이는 어린이들이 최근 급격하게 증가하고 있는 추세이다.

틱 장애는 태양인-금양체질 어린이가 분유나 우유, 육고기 등 동물성단백질을 섭취하여 이 단백질이 뇌에 영향을 미쳐 나타나는 과잉행동장애이다. 학교생활을 하는 어린이들 중에 틱 장애가 있는 경우 학교 가기를 싫어하는 경우가 많다. 위의 음식을 중단하고 체질에 따라 정확히 치료하면 얼마든지 완치될 수 있다.

중풍

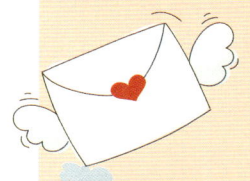

존경하는 원장님께

부처님의 은덕으로 훌륭하신 원장님과 인연이 닿은 것이 저희에겐 큰 복이었습니다. 병원에서 겨우겨우 발자국을 떼긴 하였으나 2년 남짓 계속 답보 상태였던 환자의 상태가 어제는 저의 부축 없이 혼자의 힘으로 약 30m 정도를 걸었으니 실로 놀라운 변화라고 아니할 수가 없습니다.
이는 오로지 어떤 환자에게나 두루 사랑과 관심을 가지시고 의술이 아닌 인술을 베풀어 주신 원장님의 은혜라고 생각됩니다. 항상 어느 누구에게나 차별 없이 한결같은 마음으로 자상하게 대하여 주시는 원장님의 모습을 보며 "부처님이 바로 여기에 계시는구나!" 늘 우러러보았습니다.
또한 저희에게 베풀어 주신 큰 은혜에 보답하기 위해서라도 환자와 더불어 열심히 노력하여 원장님께 더 큰 보람을 드리도록 하겠습니다. 원장님의 존함이 더욱더 널리 알려져서 병고에 시달리는 많은 사람들에게 병마로부터 해방되는 날들이 올 수 있도록 항상 기도하고 있습니다. 부디 뜻하시는 모든 일이 마음과 뜻과 같이 원만하게 이루어지시고 늘 건강하시길 축원하옵니다.

추석에 즈음하여
김O화 보호자 올림

파킨슨병

파킨슨병 환자의 치료사례

파킨슨병으로 2004년부터 마음고생을 심하게 하였고,
또한 잘 낫지 않는 병이라 낫기 위해 여러 병원 다녔지만 효과가 없었습니다.
주변 지인 분들로부터 치료를 잘 한다는 소문을 듣고
2008년부터 제세한의원에 내원하였습니다.

방문당시 로비 창가를 못 쳐다볼 정도의 어지러움과
어둔한 말투, 손발에 힘이 없는 증상 등으로 최악의 상태였는데
꾸준히 치료를 받던 어느 날 걸음걸이(종종걸음)와 어지러운 증상이 좋아졌습니다.
부축해야 걸을 수 있었던 걸음이 혼자서 걷기가 가능했습니다.

어둔했던 말이 자연스러워지고 운전도 할 수 있고,
술도 한잔씩 할 수 있게 되었으며 일도 하고 있습니다.
2012년 8월 달에 막내아들 결혼식도 치를 수 있었습니다.

현재 재활의학과에서 스트레칭 30분하고 있으며 자가 운동으로 자전거타기를 합니다.
본원에서 침 맞으면 혈액순환이 잘되는 것 같고 증세가 줄어드는 것 같아
현재 예방차원으로 침 맞고 있습니다.

어려운 병을 앓고 계신 분들은 이 병원 저 병원 다니지 마시고, 담당의사 진단을 믿으세요.
한군데로 집중 공략하시고 열심히 하십시오.
아침에 일찍 일어나고, 일삼아 치료를 하세요.
포기하지 말고 마음을 한 템포 늦추신다면, 그러면 효과를 봅니다.

제세한의원은 특히 대표원장님의 의욕적인 모습이 감동적이지요.(웃음)

치료는 이곳저곳 여러 군데 다닐 것이 아닙니다.
담당의사 말을 믿고 처방을 잘 받고 한군데서 열심히 치료하세요.
게으르지 말고 부지런한 사람이 되시고 열심히 활동하시길…

2012년 10월 22일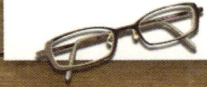

주소 : 부산시 해운대구 좌동 현대APT
전화번호 : 011-XXX-3348

Tip

＊파킨슨병

　사회가 고령화되면서 파킨슨병이 심각한 사회문제로 떠오르고 있다.

　미국의 복싱 영웅 무하마드 알리가 이 병에 걸려 세계적인 이슈가 되었다. 미국 정부에서 이분의 치료를 위해 최선을 다했지만 호전되지 않고 계속적으로 악화되었다. 이 병은 태양인-금음체질이 육고기, 우유를 과다 섭취하여 오는 전형적인 체질 병이다. 파킨슨병도 육고기, 우유를 즉각 중단하고 체질 치료를 정확히 하면 얼마든지 진행을 막고 호전될 수 있다.

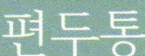

편두통

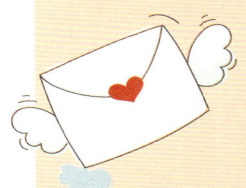

지긋지긋한 편두통,
이 고통은 아무도 몰라요.

편두통의 고통은 아마 당해보지 않은 사람은 그 심정을 모를 것입니다. 속이 미식미식 거리면서 구토가 나고 머리가 깨질 듯이 아프고 어떨 때는 눈알이 빠질 것 같은 극심한 고통이 따릅니다.

저 같은 경우 처음에는 6개월 간격으로 재발하더니 점점 심해져서 3개월, 2개월, 1개월 간격으로 재발했습니다. 시간이 흐를수록 주 1회 재발을 하면서 한번 재발을 하면 짧게는 하루 길게는 2일 동안 일상생활을 할 수 없을 정도로 고통 속에 살

환자가 보내준 감사편지와 치료사례

앉습니다. 지인의 소개로 제세한의원을 방문하였는데 원장님께서는 이렇게 심한 편두통은 소음인 수양체질에서 주로 발견된다고 하셨습니다. 원인은 체질에 맞지 않은 돼지고기를 먹어 위장에 부담을 준 결과 뇌에 혈액을 공급하는 동맥이 일시적으로 좁아지면서 뇌에 혈액 공급이 원활하지 않아 이때에 편두통이 온다고 하셨습니다.

  그날로 돼지고기를 중단하고 소음인 수양체질 한약처방과 주 2회 체질침 치료를 하면서 점점 횟수와 통증의 강도가 줄어 들었습니다. 3개월 치료 후 재발도 거의 없었고 약간 신호가 와도 약하게 와서 정말 살 것 같았습니다. 그로부터 거의 2년이 흘렀는데도 아직도 두통은 재발하지 않고 살고 있습니다. 부모님 모시고 원장님께 상담받으러 왔다가 책을 쓰신다기에 편두통으로 고통받는 사람에게 도움이 되고자 감사의 글을 써 봅니다.

2013년 1월 24일
부산시 서구 동대신동
심종O

통풍

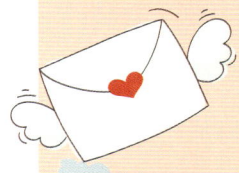

통풍이란 진단을 받았어요.

저는 원래 술을 너무 좋아했습니다. 흔히 마누라 없이는 살아도 술 없이는 못 산다는 전형적인 한국 남자였습니다. 술을 메고 갈 수는 없어도 먹고 갈 수는 있을 정도로 술을 사랑했습니다. 술을 마실 때 안주는 대부분 육고기 안주가 많았습니다. 소주와 삼겹살을 좋아했고 튀김 통닭과 맥주를 즐겼습니다.

어느 날 아침 일어나니 오른쪽 엄지발가락 쪽의 관절이 몹시 아프고 벌겋게 퉁퉁 부어있었습니다. 걸어보려고 하니 아파서 한 걸음도 걷기가 힘들었습니다. 너무나 놀라서 여기 저기 수소문을 해보았더니 친구가 제세한의원을 추천해주었습니다. 당장 방문하려고 전화를 했더니 예약이 꽉 차서 오늘은 접수가 힘들다고 하더군요. 하도 아파서 사정사정하여 응급으로 접수를 하고 방문하였더니 먼저 혈액 검사를 하더군요. 요산 수치를 검사한 결과 정상이 7이하인데 8.6이나 나왔어요. 원장님께서는 통풍이라는 병은 태양인 금음체질이 술과 육고기를 과다 섭취하여 오는 경우가 대부분이라 하더군요. 그리고 통풍은 한번 시작하면 계속해서 재발하고 당장의 통풍이 문제가 아니라 통풍 다음에 따라오는 여러 가지 성인병이 더 무섭다고 하셨습니다. 그래서 통풍을 완치시켜야 생명을 위협하는 성인병이 예방되니 치료에 만전을 기하라고 하셨습니다.

   이날부터 술과 육고기, 우유를 일절 금하고 체질한약과 체질침으로 한 달간 열심히 치료를 받았습니다. 그로부터 2년이 흘렀지만 재발 없이 건강하게 잘 살고 있습니다. 요즘도 육고기와 우유는 되도록 금하고 술도 거의 자제하고 행복하게 살고 있습니다.

2013년 3월 19일
부산시 해운대구 좌동 벽산아파트
신정O

류머티스 관절염

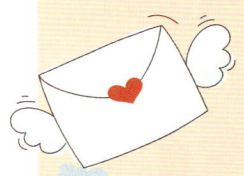

올해로 53세인 중년 여성입니다. 지금부터 10년 전인 2003년 12월 경 갑자기 아침에 자고 일어나면 손가락이 뻣뻣해지면서 붓고, 열나고, 통증이 심해 주변 지인들과 이야기해 보니 류머티스 초기인 것 같다는 말을 들었습니다. 부산의 모 대학병원에서 진단해 보니 류머티스 관절염이라는 의사의 말을 듣고 하늘이 무너지는 듯 앞이 캄캄했습니다.

왜냐하면 류머티스 관절염은 잘 낫지 않는 난치병이고 평생을 고통 속에서 관리해야 한다는 이야기를 들은 적이 있었기 때문입니다. 주저하지 않고 바로 대학병원의 전문의에게 치료를 시작하면서 꼬박 9년간 양약 복용과 함께 열심히 치료를 하였으나 무엇보다 고통스러운 것은 양약 복용으로 인해 속이 쓰려서 견딜 수가 없었고 감기가 상당히 자주 걸렸습니다. 음식 맛도 정상인보다 식감을 훨씬 못 느끼는 일상생활의 연속이었습니다.

그러던 중 잘 아는 지인으로부터 제세한의원에 가보라는 권유를 받고 2012년 8월 초 방문하여 오늘날까지 원장님이 시키는 대로 양약을 일절 중단하고 침을 맞고 음식 조절하는 식이 요법을 철저하게 지키면서 한약을 복용하는 중입니다. 9개월이 지난 지금은 손에 열이 나면서 통증이 심하다거나 자주 감기가 걸리거나 음식 맛을 못 느끼는 것 등 모든 것이 사라지고 일상생활에 거의 지장을 못 느낄 정도의 상태로 돌아왔습니다.

그래서 저와 같은 관절염 환자들에게 제세한의원을 적극적으로 추천하고 싶습니다. 하한출 대표원장님께 늘 감사하게 생각하고 있으며 대표원장님께 꾸준히 치료를 받아 완치가 되기 위해 계속 치료를 받고자 합니다.

2013년 5월 27일
부산시 금정구 부곡 4동
박O수

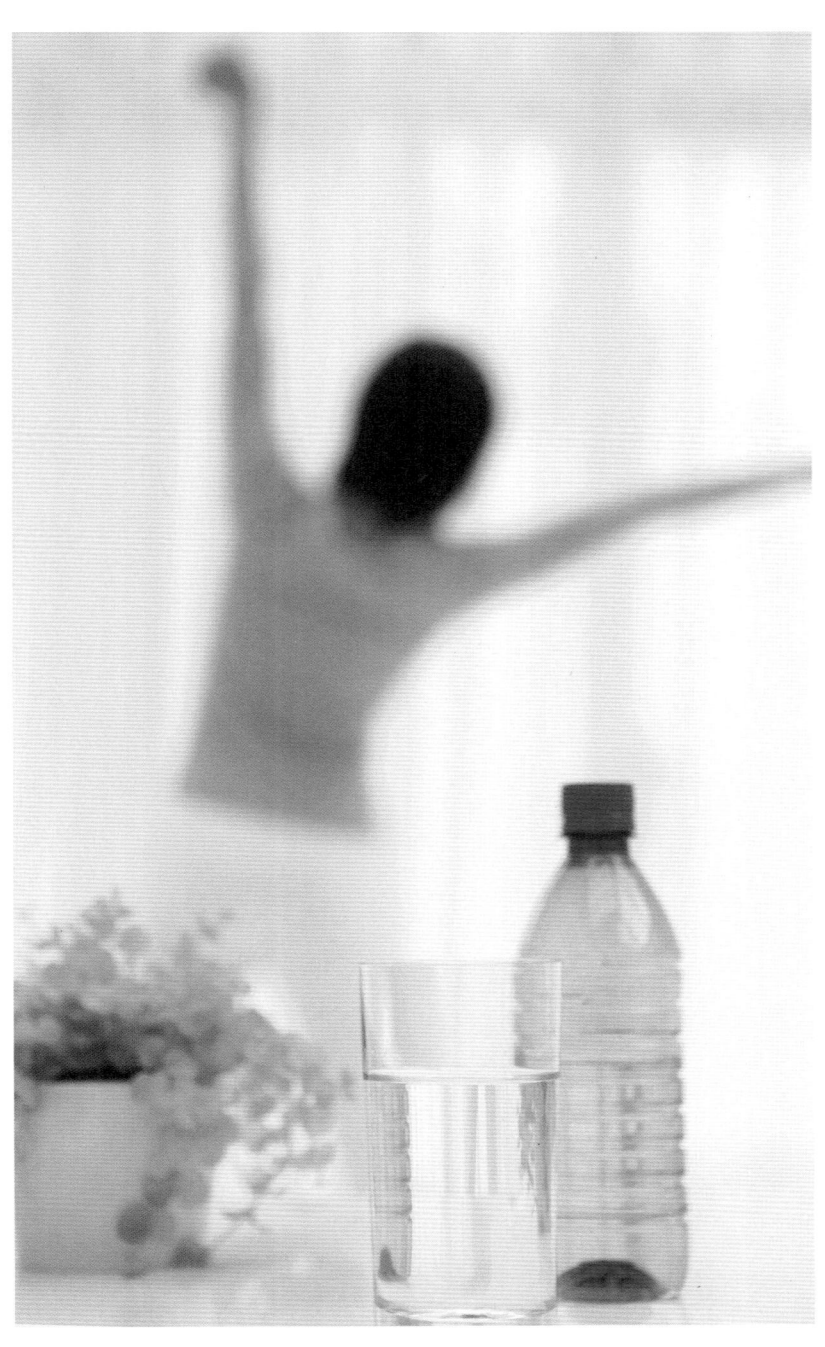

환자가 보내준 감사편지와 치료사례

Part 4

체질별로 잘 오는 병

체질별로 잘 오는 병

구분	태양인		태음인	
	금양	금음	목양	목음
장부 대소	간이 작고 폐가 크다	대장이 길고 쓸개가 작다	간이 크고 폐가 작다	대장이 짧고 쓸개가 크다
잘 오 는 병	• 알레르기 체질 • 아토피 피부 • 비염 • 감기 자주 • 천식(소아천식) • 축농증/중이염 • 간경화/간암 • 폐암/위암 • 유방암/자궁암 • 불면증/우울증 • 간질 • 틱장애/ADHD • 건선 • 공황장애 • 돌발성 난창 • 류머티스 관절염 • 자율신경 실조증	• 알레르기 체질 • 아토피, 비염 • 감기자주, 통풍 • 각종 피부병 • 대장암/크론병 • 위축성 위염 • 알츠하이머치매 • 파킨슨병 • 역류성식도염 • 갑상선기능항진 • 류마티스관절염 • 안면마비 • 척추관협착증 • 루푸스/녹내장 • 불임,이명 • 야뇨증 • 자가면역질환 • 근무력증	• 고지혈증 • 고콜레스테롤 혈증 • 지방간 • 만성피로 증후군 • 본태성 고혈압 • 포도당쇼크 • 경기 잘하는 어린이 • 각종 성인병이 잘 오는 체질 • 중풍 • 비만	• 과민성대장 증후군 • 장염/설사 • 대변 자주 • 담석증 • 협심증 • 심근경색 • 중풍 • 대장암 • 두드러기 • 여드름 • 다크써클 • 비만 • 피부묘기증

구분	소양인		소음인	
	토양	토음	수양	수음
장부대소	췌장이 크고 신장이 작다	위가 크고 방광이 작다	췌장이 작고 신장이 크다	위가 작고 방광이 크다

잘 오는 병	• 당뇨병
	• 불임
	• 각종신장질환
	  - 신우신염
	  - 신부전
	  - 수신증
	• 방광염
	• 저혈압
	• 손발시림
	• 소변 자주
	• 허리디스크
	• 목디스크
	• 췌장염
	• 전립선 질환
		• 위장장애
		• 자율신경 실조증
		• 불안증
		• 두통
			• 만성 위장병
			• 변비
			• 일사병
			• 편두통
				• 만성 위장병
				• 위암
				• 위하수
				• 위무력증
				• 체력약함
				• 만성설사
				• 빈혈
				• 소식주의자

온몸 여기저기 안 아픈 곳이 없어요!
- 섬유근육통증후군(FMS)입니다

- **원인 :** 지속적인 스트레스로 인해 호르몬 분비와 면역체계에 이상을 일으켜 뼈와 근육을 연결하는 힘줄에 통증을 유발(마음의 병이 육체의 병으로 옮겨간 경우)
- **대상 :** 주로 30대 ~ 60대 여성에게 많음
- **증상 :**
    - 온몸의 근육이 아프고 결리며 쑤심
    - 팔 다리가 저리고 아픔, 손목 통증
    - 뒷목 뻐근, 날개뼈 아프고 등, 허리, 무릎 통증
    - 기운이 없고 쉽게 피로
    - 잠이 잘 안 오고 불안, 초조, 우울증
    - 생리 전에 특히 증상이 심함, 생리통
    - 속 쓰림, 속 더부룩, 신경성 설사
    - 긴장성 두통

- **특징 :** 류머티스와 비슷한 증상(반드시 감별진단 요망)
- **잘 오는 체질 :** 태양인-금양체질
- **치료 :** 마음의 병이므로 편안한 마음을 유지하고 태양인에게 해로운 육고기, 우유를 금지하면서 이 병의 대표 처방인 태양인고량강탕을 복용하면 그렇게 아프던 것이 신기하게도 사라져서 생활하기가 훨씬 수월하다.

불안, 초조하면서 자꾸만 신경질과 짜증이 납니까?
- 자율신경 실조증입니다

- **원인** : 오랫동안 계속된 스트레스로 인해 자율신경계(교감, 부교감신경)의 균형이 깨져서 발생한다.
- **증상**
  - 정신증상 : 불안, 초조, 긴장, 강박관념, 우울, 집중력 저하, 불면증, 자꾸 신경질과 짜증이 나고 화가 난다.
    억울한 생각이 자주 들고(과거의 일 또는 현재의 일), 자꾸 울고 싶다.
  - 전신증상 : 피로, 전신이 나른, 식은땀, 속에 열이 찬 느낌, 상열감, 어지럼증
  - 소화기 증상 : 속 더부룩, 속에 가스찬 느낌, 복통, 트림이 자주 난다.
  - 비뇨생식기 증상 : 잦은 소변(시원치 않음), 생리불순, 생리통, 생리전증후군(특히 유방이 아프다)
  - 순환기 증상 : 심장 두근두근, 호흡곤란, 가슴 답답, 깊은 숨이 안 쉬어짐, 잘 붓는다.
  - 근골격계 : 두통, 어깨, 가슴, 팔, 다리, 허리가 돌아가면서 아프다. 손발 저림

- **특징** : 환자가 느끼는 고통이 심함에도 불구하고 검사상 아무런 이상 발견을 못함.
- **잘 오는 체질** : 태양인- 금양체질
- **치료** : 스트레스로 인한 증상이므로 마음을 편안히 하면서 육고기, 우유를 중지하고 이 병의 대표 처방인 태양인백모근탕을 처방하면 정신과 양약의 도움 없이도 훨씬 편안한 생활을 할 수 있다.

공황장애

- **원인** : 뇌 기능과 구조의 문제로 인함

- **증상**
  - 심장이 두근거리거나 빨라짐
  - 땀이 많이 남
  - 손, 발 혹은 몸이 떨림
  - 숨이 막히거나 답답한 느낌(호흡곤란)
  - 질식할 것 같은 느낌
  - 가슴이 아프거나 압박감
  - 메스껍거나 뱃속이 불편함
  - 어지럽거나 쓰러질 것 같은 느낌
  - 비현실적인 느낌 또는 이인증(자신이 달라진 느낌)
  - 미쳐 버리거나 자제력을 잃어버릴 것 같은 두려움
  - 죽을 것 같은 두려움
  - 지각 이상(둔하거나 따끔거리는 느낌)
  - 몸에서 열이 오르거나 오한이 남

- **특징**
  - 발작은 20~30분 지속되고 1시간을 넘기는 경우는 거의 없다.

- 자신이 곧 죽을 것이라는 생각에 응급실을 방문하는 경우가 많다.
- 다섯 명에 한 명 정도는 공황발작 시 실신에 이르기도 한다.
- 공황발작과 흔히 동반되는 광장 공포증은 자신이 남에게 도움을 받기 어렵다고 판단되는 장소를 가지 않으려고 하는 공포증을 말한다.

백화점, 지하상가, 밀폐된 공간(터널,다리,엘리베이터), 밀폐된 차량(지하철,버스,비행기)에 가거나 이용하는 것은 반드시 친구나 가족과 동반하려 한다. 심한 경우엔 집에서 나가려고 하지도 않는다.

- 잘 오는 체질 : 태양인-금양체질

- 치료 : 태양인에게 해로운 육고기, 우유를 금지하고 이 체질의 대표 처방인 태양인현호색탕을 복용하면, 정신과 양약의 도움 없이도 훨씬 수월하게 지낼 수 있다.

> **조금만 걸어도 다리가 저리면서 터질 듯 고통이 옵니까?,
> 허리가 자주 구부러 집니까?**
> – 이 증상은 과거에 꼬부랑 할머니 되던 척추관 협착증입니다

오전 진료를 마친 점심시간 즈음이었을까?

빠듯하게 불편하신 환자분들을 살피고 창밖을 내다보며 한숨 크게 돌리는 찰나였다.

창밖으로 내려다보이는 관광버스 행렬….

날씨가 무척이나 좋아서였을까? 그날따라 어르신들이 필자가 있는 해운대 관광버스 나들이를 많이 온 듯싶었다.

오후의 나른함도 잠시, 버스에서 줄을 지어 내리는 할머니들의 행렬에 멀리서 바라보던 필자의 눈에는 언뜻 이상한 광경이 펼쳐졌다.

한 분 한 분 행렬이 이어지고 신기하게도 10이면 6~7명의 할머니들이 한 10미터를 기역자로 허리를 구부린 채 걷다 허리를 곧바로 펴고 쉬고, 또 구부리고 걷다 또 쉬기를 누가 일부러 짠 것처럼 똑같이 반복하는 것이었다.

사실 이런 모습을 처음 보는 것은 아니었다. 필자에게 허리가 불편해 진료를 보기 위해 오시는 어르신들에게서 가끔 보는 경우이지만 그날은 어찌 한꺼번에 볼 수 있었기 때문에 그 모습이 너무도 기억에

남는다.

그분들에게는 힘겹게 벼르고 별러 관광 나들이에 나선 길일지도 모른다. 그래서 잠시 미소를 짓다 다시 마음이 아려왔다. 잠시 부모님 생각에….

그분들은 왜 허리를 제대로 펴지 못한 채 가다 서다를 반복해야만 했을까?

바로 척추관 협착증이다!

정상적인 경우, 허리를 앞으로 숙이거나 구부리고 걷는 것이 허리를 쭉 편채로 바로 서 있는 것보다 훨씬 불편하다. 그러나 협착증의 경우에는 보통 디스크를 동반하거나 디스크의 증상이 더욱 진행되어 오는 경우가 많으며, 나중에는 허리를 지탱하는 힘이 점점 빠지고 없어져 날이 갈수록 자꾸만 구부릴 수밖에 없는 것이다.

이러한 척추관 협착증은 척추관의 힘줄과 인대의 지속적인 과부하나 노화로 척추관이 좁아져 생기는 것이다.

이는 8체질 중 본래 허리 근육이 약한 체질인 태양인-금음체질에게서 많이 발병된다.

가만히 있으면 잘 모르다가 걷거나 움직이면 고관절 쪽 통증이나 발바닥이 화끈거리는 등의 증상이 더욱 심해지는 특징도 있다. 그리고 앉아있으면 꼬리뼈가 아프고, 바로 눕거나 엎드려 자면 통증이 심해서 옆으로 누워자게 된다. 협착증의 증상은 이외에도 여러 가지 많이 있다.

비가 오거나 날씨가 습하고 추운 날 허리가 더욱 뻣뻣해지고 다리가 시큰거리며, 발 저림 등의 증상이 나타난다.

또한 계단을 올라갈 때는 비교적 수월한데 오히려 내려갈 때 하지가 불안해서 더욱 힘들다.

이렇듯 척추관 협착증은 노인성 대표 질환이기도 하며, 사무실에 장시간 앉아 근무하는 현대인들이 많은 요즈음 젊은 남녀에게도 더러 발병되고 있다.

따라서 젊다고 아픈 통증을 쉽게 보고 방치해 두어서는 안 될 일이다. 그럼 조금만 걸어도 터질 듯이 아픈 다리와 자꾸 구부려지는 허리를 다시 펴고 걸을 수는 없는 것일까?

위의 질문을 하루에도 수십 차례 듣는다. 답은 물론 간단하다.

"치료됩니다! 재발의 우려도 없습니다." 이 말은 마치 오늘도 필자의 진료를 받고 진료실을 나서는 환자분들의 미소가 대신해 주는 것 같다.

실제로 디스크를 오래 앓다 최근 협착증으로 치료 중인 환자분들이나 혼자서는 도저히 계단을 오르내리기 버거운 어르신 분들이 처음 오실 때와는 정말 하루가 다르게 그 미소가 환해지고 또 이제는 침치료를 받기 위해 한의원으로 걸어 들어오는 발걸음이 매우 가벼워지신 모습을 볼 때 참으로 보람을 느낀다.

그날도 그렇게 필자는 창밖에 보이는 어르신들의 행렬을 보며 다시 한 번 치료에 대한 마음을 다지고 오후 진료를 준비해 나섰다.

체질침은 진실로 위대하다!

최근 들어 면역력이 떨어져서 그런지 감기를 달고 살아요

 태양인 체질이 육고기, 우유, 요구르트 등 동물성단백질을 자주 섭취하면 몸이 알레르기 체질로 바뀌어 저항력과 면역력이 떨어지게 된다.

 그러면 감기 바이러스를 이겨낼 수가 없어 감기에 자주 걸리거나 아예 1년 내내 달고 산다.

 성인이건, 어린이건 부쩍 감기를 자주 하면 인체의 리듬이 깨어져서 면역체계가 무너졌다 보고 식이요법을 병행하면서 한약치료를 하게 되면 알레르기 체질이 정상으로 돌아온다. 그러면 1년 내내 감기 한번 걸리지 않고 건강하게 살 수 있다.

우리애가 어린이집 다니고부터 감기를 옮아오는지 부쩍 감기에 자주 걸려요

　어린이집 가기 전까지만 해도 감기를 별로 하지 않던 아이가 어린이집 다니고부터 감기에 자주 걸리는 경우가 있다.

　대부분의 부모들은 어린이들이 많이 모여서 생활을 하기 때문에 감기를 옮아온다고만 생각을 한다.

　그러나 태양인 체질의 어린이가 평소 집에 있을 때는 우유를 잘 안 먹거나 먹는다 해도 조금밖에 안 먹었는데, 어린이집을 다니고부터 체질에 맞지 않는 우유급식을 하면서 우유 먹는 양이 늘어나서 알레르기 체질로 바뀌어 면역기능과 저항력이 떨어지면서 감기에 쉽게 걸린다는 것을 모른다.

　감기를 자주 하므로 우유 때문인지 모르고 어린이들이 모여 있는 어린이집을 한두 달 안보내면 감기에 안 걸리다가 다시 보내면 또 걸리는데 이것이 어린이집의 우유급식 때문인 줄 누가 알겠는가!

　이런 어린이가 있다면 태양인 체질로 보아도 된다.

　한의원을 방문하여 정확한 체질을 진단받아 태양인으로 판정되면 어린이집 보낼 때 우유급식을 중단하고 우유 대신 포도 주스를 가방에 넣어 주어서 다른 어린이들이 우유 먹을 때 포도 주스를 마시게 한다.

　왜냐하면 남들 우유 먹을 때 아무것도 안 먹고 그냥 있으면 고독하고 쓸쓸하니까!

　이렇게 육고기와 우유를 금지시키고 면역력을 길러주는 한약을 먹이면 다른 아이들이 모두 감기를 해도 귀하의 자녀는 1년 내내 감기 한번 안 하고 건강하게 지내는 신기한 모습을 볼 수 있을 것이다.

우리 아이가 소아천식이라는 진단을 받았어요

　초등학교 입학 전에 소아천식이라는 진단을 받은 어린이가 있다면 이 경우는 태양인-금양체질 어린이가 육고기, 우유, 요구르트 등 동물성 단백질을 섭취해서 오는 전형적인 케이스이다.

　소아천식은 이미 알레르기 체질로 바뀌어서 저항력과 면역력이 현저히 떨어진 경우이므로 식이요법을 하면서 저항력을 길러주는 한약 치료를 병행하면 건강과 성장 두 마리 토끼를 다 잡을 수 있다.

푸석푸석 잘 붓는 여성

이 증상은 태음인 – 목양·목음체질에서 잘 오는데 노폐물이 체내에 정체되어 몸 밖으로 배출되지 않아 잘 붓고 이로 인해 체지방이 늘어나면서 비만이 잘 온다.

즉, 붓는 것은 살이 찌는 징후인데 부은 것이 살이 되어 비만으로 간다. 이 경우 다이어트 한약을 복용하면 붓는 현상이 현저히 감소되고 아울러 체중도 줄어드니 아침에 일어날 때 푸석푸석 잘 붓는 여성은 즉시 한방 다이어트를 시작하기를 권유한다.

우리 아이는 감기만 걸리면 중이염으로 직행해요

　어린이가 감기에 걸리면 대부분 감기 증상으로서 끝이 나는데 간혹 어떤 어린이는 감기가 걸리면 곧바로 중이염으로 직행하는 경우를 볼 수 있다. 이런 경우는 태양인-금양체질이 육고기, 우유, 요구르트 등 동물성단백질을 섭취해서 오는 전형적인 케이스이다.

　다른 체질에서는 이런 경우가 발생하지 않는다.

　일단 중이염이 발생하면 항생제를 투여할 수밖에 없고 항생제 때문에 인체의 면역력과 저항력이 떨어지므로 건강과 성장에 심각한 문제를 초래할 수 있다.

　그러므로 중이염까지 가지 않도록 예방이 필수적이다. 어린이 중에 중이염을 한 번이라도 앓았다면 태양인-금양체질로 보고 식이요법을 하면서 한약치료를 하면 면역력이 길러져 건강도 좋아지고 성장에도 도움이 될 것이다.

20년 된 만성중이염의 신기한 치료 경험

20년 동안 중이염으로 고생하다 보니 고막은 이미 녹아 없어지고 항상 진물이 나며 귀가 멍멍하여 소리도 잘 들리지 않는 40대 중반의 여성을 치료한 적이 있다.

체질한약을 먹으면서 체질침을 7회 시술을 받는 도중 그동안 쭉 다니던 이비인후과에 정기검진할 때가 되어서 갔더니 담당 의사가 귀의 녹아 없어진 고막부위에 무언가 좁쌀과 같은 돌기들이 생기고 있다고 말했다는 것이다.

며칠 뒤 다시 검사를 권유받아해보니 절반 가까이 고막이 재생되었다고 말했으며, 그 후 꾸준한 체질한약과 체질침 치료를 받으면서 계속 검사를 한 결과 고막은 완전하게 재생되었다.

담당 의사가 말하기를 고막은 재생되지 않는다고 알고 있는데 신기한 현상을 보았다고 하면서 깜짝 놀라더라고 그 환자가 필자에게 자랑했다.

8체질 치료 만세!!

두드러기

두드러기는 대부분 잘못된 식생활로 인하여 온다

태음인-목음체질에서 제일 많이 발견되는 증상인데 주로 해산물 섭취가 그 주요 원인이다.

다음으로는 태양인-금양·금음체질에서 발견되는데 육고기, 우유, 요구르트 때문이다. 두드러기가 발생했을 경우 먼저 음식을 철저하게 관리하고 체질한약을 복용하면 비교적 쉽게 치료된다. 그런데 초기진압에 실패하면 10년, 20년 이상 지속적으로 고생하는 경우가 많다.

그러므로 두드러기는 치료를 빨리 서둘러야 할 경우로 사료된다.

유방암·자궁암

유방암, 자궁암은 원래 선진국병으로 알려져 있는데 우리나라도 음식의 서구화(육고기, 우유)로 인하여 이 병이 급격히 증가하고 있는 추세이다. 이 말은 육고기, 우유가 귀했던 시절에는 이 병이 잘 없었는데 육고기, 우유가 흔해지면서 발병 빈도가 높아졌다는 이야기이다.

즉, 태양인-금양체질이 육고기, 우유를 섭취하면 이 병이 잘 올수 있으므로 이 병을 진단받은 사람은 육고기, 우유를 즉각 중단해야 한다. 대체로 유방암과 자궁암은 태양인-금양체질에서만 오는 것으로 알려져 있다.

고혈압 · 저혈압

　태음인-목양체질은 혈압이 높은 것이 오히려 정상이고 소양인-토양체질은 혈압이 낮은 것이 정상이다. 그러므로 태음인-목양체질은 혈압이 높아도 혈압약을 먹지 않아야 되고 소양인-토양체질은 혈압이 조금만 높아도 혈압약을 복용하는 것이 바람직하다. 만약 태음인-목양체질이 혈압 약을 장기복용하면 뇌혈관이 막히는 뇌경색 중풍이 올 수 있다.

혈압 약! 과연 먹어야 될까?

♣ 혈압 기준 수치
- 1900년대 초반 : 160~100
- 1974년 : 140~90
- 2003년 : 120~80으로 변경되면서 현재 전 세계적으로 10억 명에 달하는 고혈압 환자가 있으며, 우리나라 역시도 약 1000만 명이 혈압 약을 복용하는 시대가 도래했다.

♣ 일본 오사카대학 하마 로쿠로 박사의 주장
- 180~110이면 혈압 약을 먹지 말고 6개월 동안 혈압의 상태를 체크하면서 자연치유로 극복하는 것이 바람직하다.

♣ 왜 혈압 약을 먹으면 안 될까요?
- 정답 : 혈압 약을 복용하여 혈압을 억지로 낮추면 압력이 낮아서 혈관이 막힐 가능성이 증가한다. 결국 억지로 혈압 약을 복용하면 결국 중풍이 오는데 그중에서도 뇌혈관이 막히는 뇌경색 중풍이 온다.

♣ 미국 심장학회의 연구 결과
- 혈압 약 복용자가 그렇지 못한 사람에 비해 60%가량 심장발작이 늘어나고 수명도 감소한다.

♣ 일본 심장학회의 연구 결과
- 혈압 약을 장기 복용하면 치매에 걸리기 쉽다.

♣ 8체질의 견해
- 소양인 토양체질은 원래 혈압이 낮아야 되는 체질이므로 고혈압이 오면 혈압 약을 복용하는 것이 바람직하고 나머지 7체질은 혈압약 복용이 중풍의 위험성이 있다.

위암

우리나라가 전 세계에서 위암의 발병률이 가장 높은 나라로 알려져 있다. 그 이유를 분석해 보자.

위암은 음식 때문에 오는 경우가 거의 대부분이므로 다른 나라 사람보다 우리나라가 특별히 많이 먹는 음식을 살펴보면 그 원인을 알 수 있을 것이다. 정답은 바로 매운 음식이다.

전 세계에서 한국 사람만큼 매운 김치나 고추를 유달리 잘 먹는 나라는 없을 것이다. 태양인-금양체질이 매운 음식을 오랫동안 섭취하면 위가 지속적으로 자극받아 위암으로까지 발전할 수 있다.

위암 판정을 받았다면 빨리 체질 판정을 받아 태양인-금양체질로 나오면 육고기, 우유, 매운 음식을 절대로 조심해야 한다. 다른 체질에서도 간혹 위암이 올 수도 있다.

크론병 / 궤양성 대장염

이 병은 대장이 유달리 긴 태양인-금음체질이 육고기와 우유, 요구르트 등 동물성 단백질을 섭취해서 온 특정 병이다.

현대의학에서는 치료가 잘 안된다고 알려져 있지만 음식을 조심하고 태양인미후도탕을 복용하면 얼마든지 호전될 수 있으므로 희망을 가져도 좋다.

> **식욕이 떨어진다,
> 신경 쓰면 소화가 안 된다,
> 항상 기운이 없다,
> 살이 빠진다,
> 빠진 살이 원상회복이 안 된다**
> – 위가 밑으로 처진 위하수의 전형적인 증상이다

주로 위가 작은 소음인–수음체질에서 잘 온다.

소음인 최고의 보약인 보중익기탕을 복용하면 아래로 늘어졌던 위가 제자리로 올라와서 위의 증상들이 많이 개선된다.

> **글씨를 쓰거나 술잔을 잡으면
> 손이 떨린다.**

태양인– 금양·금음 체질이 육고기, 우유, 요구르트 등 동물성단백질을 장기간 섭취하면 그 단백질이 뇌를 공격하여 떨리는 증상을 유발하게 된다.(다른 체질에서도 이 증상이 간혹 발생된다.) 초기에는 MRI를 촬영해도 이상 발견을 못하니 손이 떨릴 경우 뇌에 어떤 이상이 오고 있다고 판단하여 빨리 체질 판정을 받아 음식을 조심하고 치료를 서둘러야 한다.

음식을 조심하고, 태양인현지초탕을 복용하면 손 떨림이 사라지고, 뇌는 정상으로 복구된다.

뇌의 병은 예방이 최선이다.

자도 자도~ 피곤해 죽겠어요, 아침에 일어나기가 너무 힘들어요, 일어나려면 방바닥이 잡아당겨요
– 이 경우는 간이 지나치게 큰 태음인 목양체질의 만성피로 증후군이다

목양체질은 간이 평균치보다 지나치게 커서 오히려 간 기능이 균형을 잃어 제 역할을 하지 못한다.

그러므로 항상 피곤한 느낌을 받고 산다. 지나치게 흥분된 간 기능을 진정시켜 간을 안정시켜주는 공진단을 복용하면 상쾌한 아침을 맞이할 수 있다.

> 밥만 먹고 나면 대변보러 화장실을 갑니까,
> 아침 식전에도 가고 식후에도 화장실을~
> 조금만 신경 써도 아랫배가 사르르 아프다,
> 음식점에서 위생상태가 불량한 장면을 보면 바로 배가 아파온다
>
> – 위의 경우는 대장이 지나치게 짧은 태음인-목음체질에서 많이 발견되는 과민성 대장 증후군이다

흔히 장이 튼튼해야 건강하다고 말할 수 있는데 위의 경우처럼 장이 지나치게 민감하면 항상 피로하고 나른하며 기분도 우울해진다.

아랫배를 따뜻하게 해주고 장운동을 활발하게 해주는 태음인길경탕을 복용하면 위의 증상들이 훨씬 개선된다.

여성들의 반복되는 방광염! 정말 괴롭지요?

이 증상은 방광이 지나치게 작은 소양인 – 토양체질에서 많이 발견된다. 증상이 나타날 때마다 항생제에 의존하면 인체의 면역 기능이 떨어져 방광염은 더더욱 자주 재발하게 된다.

그러므로 근본적인 치료를 위해 면역력을 길러주는 소양인산수유탕을 복용하면 반복되는 방광염에서 벗어날 수 있다.

임신도 아니면서 3개월 이상 생리가 없다
– 다낭성 난소 증후군이 의심되는 대표적인 증상이다

- **특징** : 임신을 기다리고 있는 여성의 경우에는 불임이 올 수 있다.
- **잘 오는 체질** : 태양인 –금양·금음체질이 육고기, 우유, 요구르트를 먹어서 오는 경우가 대부분이다.
- **치료** : 육고기, 우유, 요구르트를 중단하고 태양인도인탕을 복용하면 정상 생리를 기대할 수 있고 불임의 경우 임신도 가능하다.

> # 생리량이 너무 많고, 기간도 길며, 생리통이 너무 심하다
> ### - 자궁선근증의 대표적인 증상이다

- **정의** : 자궁이 비정상적으로 커지는 것
- **증상** : 생리량 과다, 빈혈, 생리통, 골반의 통증, 불임
  아랫배를 만져보면 손으로 만져질 정도로 자궁이 커져 있다.
- **연령** : 40대에서 50대 여성
- **잘 오는 체질** : 태양인-금양·금음체질이 육고기, 우유, 요구르트 등 동물성 단백질을 섭취하여 오는 특정 병이다.
- **치료 경과** : 3개월 정도 태양인영실탕을 복용하면 생리량도 줄고 생리통이 현저히 줄어들며 아랫배를 만져보면 확연히 줄어든 자궁을 확인할 수 있다.

위축성 위염

태양인- 금양·금음체질이 육고기와 우유, 요구르트 등 동물성단백질을 섭취해서 오는 병이다.(다른 체질에서 간혹 오기도 함) 위축성 위염은 일반 위염과는 달리 위암으로 갈 수 있는 위험한 질병이다. 현대의학에서는 위축성 위염에 대한 적극적인 치료방법이 없는 것으로 알려져 있다. 그러나 음식을 조심하고 정확히 체질 치료하면 위암으로의 진행을 막고 오히려 호전될 수 있다.

> 우리 애가 너무 산만하고 때와 장소를 가리지 않고 떼를 써서 주변 사람들 보기가 민망해요.
> 단순히 귀여운 개구쟁이 일까요?
> – 이러한 경우 ADHD(주의력 결핍 과잉행동 장애)일 가능성이 높습니다

● **잘 오는 체질** : 태양인 –금양체질의 어린이가 체질에 맞지 않는 육고기나 우유 등 동물성단백질을 잘못 섭취하여 오는 병이 ADHD이다.

식당 등 공공장소에서 잠시도 가만히 있지 못하고 악쓰고 구르는 아이 때문에 힘드신가요?

"얘야, 제발 얌전히 좀 있어~!" 꼭 이런 아이들 있죠?

주의력 결핍 과잉행동장애, ADHD입니다.

뇌의 흥분을 조절할 수 있는 진정기능을 하는 단백질인 GITI의 유전자에 결함이 있는 사람에게 나타나며 이는 거의 태양인–금양체질에게서 발견되는데 체질에 맞지 않는 육고기, 우유를 섭취해서 오는 경우가 대부분이다. 다음의 말은 이러한 경우를 빗댄 극단적인 예이다.

"고기를 먹는 육식동물은 난폭하고 풀을 뜯고 사는 초식동물은 온순하다."

필자가 근무하는 한의원에도 특히 매주 토요일은 아이들로 북적인다.

대기실에서 진료를 기다리는 동안에 얌전하게 앉아 책을 보며, 혹은 가져온 장난감을 가지고 노는 아이들이 대부분인가 하면 꼭 1~2명은 잠시도 가만히 있질 못하

고 뛰어다니고 주의를 줘도 짧은 시간을 참지 못하고 울거나, 빨리 서둘러 집으로 돌아가자며 부모님의 옷깃을 잡고 떼를 쓴다.

아무리 말로 다스려보려고 해도 들으려 하지 않을뿐더러 꾸지람을 하거나 주의를 주게 되면 더욱 강하게 반대되는 행동을 하며, 소리를 지르거나 심한 아이들의 경우 바닥에 누워 때굴때굴 구르기까지 한다.

그럼에도 보통의 부모들은 아이들의 성장이나 영양문제를 들면서 육식이나 우유 섭취를 중단하기를 두려워한다.

그렇게 지속적으로 맞지 않는 요소들이 뇌에 영향을 미치고 있는데도 불구하고 '단순히 행동이 조금 과하다 혹은 다른 아이들과는 달리 조금 별나다'라고 가볍게 여기고 간과했을 경우에는 아이가 성인이 된 후에도 사회에 부적응하는 등 악영향이 올 수 있다. 따라서 반드시 조기에 발견하고 진단을 받아 근본적인 문제부터 해결하고 섭생을 잘하면 얼마든지 치료될 수 있다.

폐암

이 병은 폐가 지나치게 큰 태양인-금양체질이 육고기, 우유, 담배 등을 과다 섭취하여 오는 경우가 대부분이다. 태양인-금양체질은 담배를 멀리하기를 권한다.

간암

이 병은 간이 지나치게 작은 태양인-금양체질이 육고기와 우유를 많이 먹어서 오는 경우가 대부분이다.

B형, C형 간염을 보균하고 있는 사람은 반드시 체질 판별을 받아 태양인-금양체질로 판정 받을 경우 술도 줄이고 육고기, 우유를 조심해야 간경화나 간암으로의 진행을 막을 수가 있다.

대장암

이 병은 대장이 제일 긴 태양인-금음체질이 육고기와 우유를 많이 먹어서 오는 경우가 대부분이다.

그러므로 대장암 진단을 받았다면 즉시 육고기, 우유를 중단해야 한다.

> 부모님 중에 치매로 고생하시는
> 분이 계십니까?
> 치매는 유전될 수 있습니다
> 미리미리 예방하세요

<u>치매의 종류</u>

(1) 알츠하이머 치매 – 치매의 원인 중 60~70%를 차지하는 대표적인 치매

- 원인 : 태양인-금음체질이 육고기, 우유, 요구르트 등 동물성단백질을 섭취하여 온다.
- 치료 : 육고기, 우유, 요구르트를 금지하고 태양인현지초탕을 복용하면 최소한 진행을 막을 수 있고 더 나아가서 증상이 뚜렷한 호전을 보이는 모습을 볼 수 있을 것이다.

(2) 혈관성 치매 – 치매환자의 20~30%를 차지함

- 원인 : 뇌혈관 질환으로 인해 뇌 조직의 손상이 초래되어 나타나며, 8가지 모든 체질에서 나타날 수 있다.
- 치료 : 뇌의 기능을 활성화 할 수 있는 한방 치료가 아주 우수한 효과를 보여주고 있다.

귀여운 우리 아이, 그런데 밤만 되면 이불에 자꾸 세계지도를 그려요

야뇨증은 주로 태양인 –금음체질이 육고기, 우유, 요구르트를 먹어서 방광이 지나치게 민감하게 반응하여 그 조절 능력을 상실해 오는 병이다.

그러므로 모든 야뇨증 어린이에게는 위의 음식을 금지시키고 방광을 안정시켜주는 태양인석결명탕을 복용하면 쉽게 치료되며 아울러 재발도 없다.

건선

치료 사례

2012년 2월 21일, 20세 된 남자 대학생이 내원했다.

이 학생은 초등학교 5학년 때 수영장을 다녀온 뒤 배에 조그맣게 피부병이 생기더니 8년 뒤인 현재는 얼굴만 빼고 몸 전체에 건선이 심하게 퍼져있었다. 피부과에서 물방울 건선이라는 진단을 받고 주사 요법, 연고 치료를 하고 광선치료도 병행했지만 효과는 없었다고 하였다. 체질은 태양인-금양체질이었다.

건선은 대부분 태양인-금양체질이 육고기, 우유를 섭취해서 오는 경우가 대부분이다. 그 학생에게 육고기, 우유를 금지시키고 태양인당삼탕을 투약한지 6개월! 증상이 많이 호전되었다. 학생에게 나머지 6개월 동안 식단을 더 잘 지키고 한약을 충실히 먹을 것을 당부하였다.

드디어 치료 시작 1년 뒤 학생의 피부는 건선의 흔적을 찾아볼 수 없을 뿐만 아니라 또래 여학생보다도 더 깨끗한 피부로 변해있었다. 이 학생의 건선 완치의 주요인은 철저한 식생활과 꾸준한 한약 복용의 결실이라고 사료된다.

Tip

필자는 건선에 대한 질문을 많이 받았었다.

"건선이 과연 완치가 될 수 있습니까?" 저는 대답합니다.

"식이요법을 철저히 하는 조건하에서 정확히 치료하면 완치가 될 수 있습니다."

현대의학의 불치병이라는 건선은 정말 치료가 까다롭고 치료기간도 오래 걸린다. 많은 건선 환자들이 치료를 해도 효과를 못 보고 장시간 고생하는 모습을 많이 목격했다. 필자도 건선 치료를 하면서 성공도 많이 해봤고 실패도 해보았다. 건선은 과연 어떤 체질에 올까? 주로 태양인-금양체질이 육고기, 우유, 요구르트 등 동물성단백질을 섭취하여 오는 경우가 대부분이다.

왜 치료가 어려운가 하면 완치될 때까지는 육고기, 우유, 요구르트를 일절 섭취해서는 안된다. 이것만 지켜준다면 건선의 체질 치료는 현저한 효과를 기대해도 좋다.

중증 근무력증

이 질병은 전 세계적으로 불치병으로 알려져 있는 무서운 병이다.

그러나 8체질의학에서는 치료 가능한 질병으로 분류되고 있다. 왜냐하면 이 병의 원인이 정확히 분석되었기 때문이다.

이 병은 태양인-금음체질이 체질에 맞지 않는 동물성단백질, 즉 육고기, 우유, 요구르트를 먹어 그 음식에 들어 있는 단백질이 뇌를 공격하여 뇌가 제 기능을 상실하여 오는 질병이다. 즉시 육고기, 우유, 요구르트를 금지하고 체질한약과 체질침을 시술하면 1달만 해도 뚜렷이 호전 반응이 오고 3개월 이후에는 현저히 나아있는 모습에 저절로 놀랄 것이다.

간질은 치료된다!

7세 소년이 어릴 적부터 앓아온 간질로 내원했다. 부산의 모 대학병원에서 뇌파검사상 이상이 있다는 소견이 나왔고 간질로 진단받았다. 간질에는 여러 종류가 있는데 이 어린이는 소발작 간질이었다. 발작 증상은 주로 20초 정도 잠깐 의식을 잃고 눈의 초점이 흐려지며 눈을 깜빡거리는 것이었다, 발작이 끝나면 즉시 정상으로 회복되기 때문에 발작을 의식하지 못했다. 이런 발작을 하루에 1~2회 정도 했다.

체질은 태양인-금양체질이었다.(간질은 대부분 태양인-금양체질에게 주로온다.)

육고기, 우유, 요구르트를 금지시키고 태양인적하오탕을 투약하면서 간질치료 체질침을 5회 시술 후 며칠 동안 전혀 발작이 없었다. 치료를 계속하면서 경과를 관찰해 보니 3달간 단 한차례도 발작이 없었다고 했다. 처음 진단받은 병원에 보냈더니 뇌파검사상 정상으로 나타났다. 그 이후 3년째 단 한차례의 발작도 없이 완치된 경우였다. 간질이라고 무조건 무서워할 것이 아니라 체질침으로 치료받으면 좋은 결과를 기대할 수 있을 것이다.

Part 5

성장 프로그램

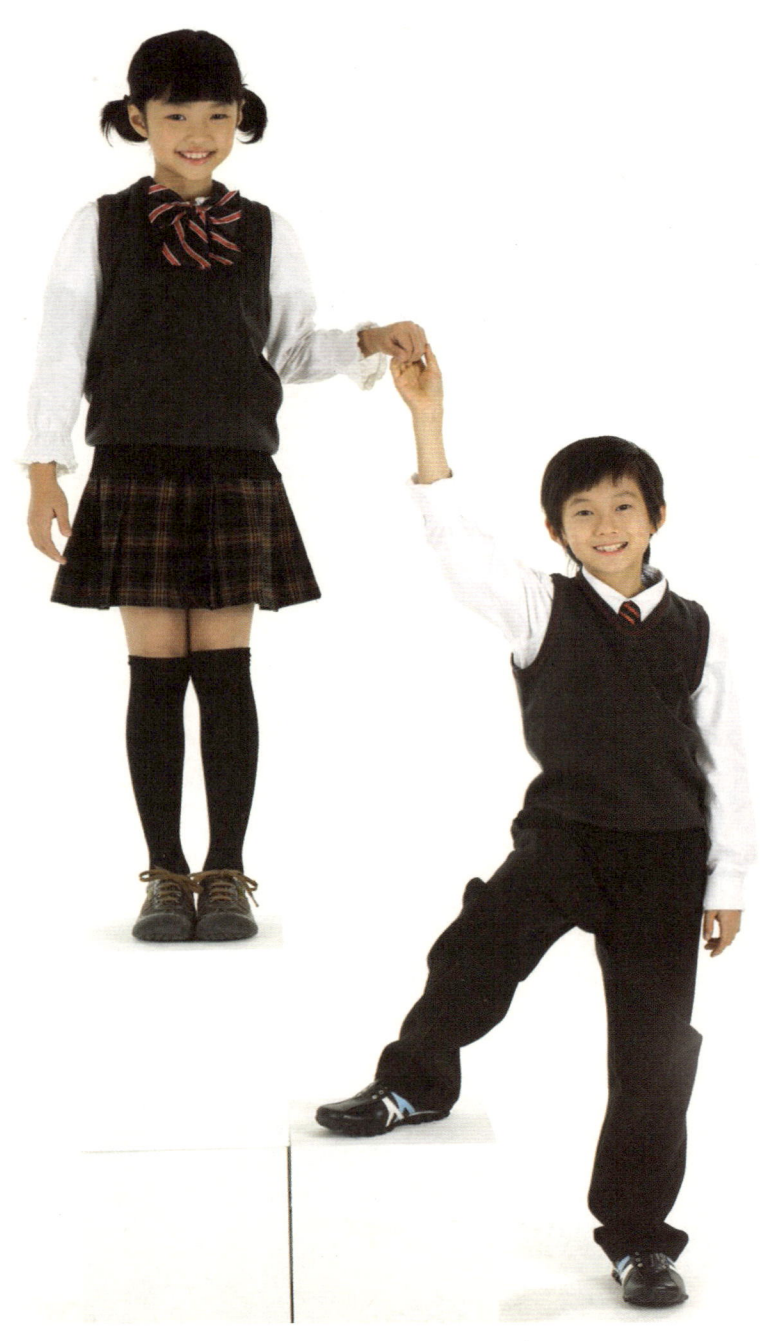

성장 프로그램의 장점

어린이의 체질을 정확히 분석하여 체질에 맞는 음식을 철저히 가려먹이면서 체질에 맞는 한약을 처방함으로써 치료 효과를 극대화시켜 성장의 기쁨을 누리게 해준다.

태양인-금양·금음체질의 키 크는 비결

어느 날 한 어머니가 7살 난 귀여운 어린 아이를 동반하고 필자에게 찾아왔다.

어머니의 얼굴에서는 아이를 향한 염려스러운 눈초리가 가득 보였다.

우선 진찰에 나서기 전, 늘 그렇듯 진료목적 외 몇 가지를 묻고는 엄마에게 말했다.

"이 아이가 또래 아이들에 비해 많이 작은 편입니까?"

엄마 왈, "네, 밥도 그럭저럭 잘 먹고 저도, 아이 아빠도 그다지 작은 키는 아닌데 아이가 다른 아이들에 비해 너무 성장이 더딘 것 같아 걱정이 되어 왔어요…."

다시 물었다.

"혹시 아이가 돌 이전에 분유를 줬더니 잘 먹던가요?"

"아니요, 배가 고파 운다 싶어 분유를 내밀면 몇 번 먹는 시늉을 하다가는 이내 입에서 떼어 버리거나 토해 내더라고요."

"그러면 혹시 소고기를 넣은 이유식을 먹여보셨나요?"

"일단 분유도 너무 못 먹어서인지 아이가 너무 작아 걱정스럽기도 해서 소고기를 갈아 넣어 죽을 만들어보기도 했죠. 아이의 할머니께서는 아이가 밥도 육고기도 골고루 잘 먹어야 살도 찌고 쑥쑥 자랄 텐데…. 라면서 무엇이든 잘 챙겨 먹이라 하셨어요. 제대로 챙겨 먹이지 않은 제 탓인가 생각하실까 굉장히 신경이 쓰이데요. 그런데 그렇게 하자 아이가 어떤 때는 이상하게 막 설사를 하더라고요. 늘 그렇진 않았지만 말이죠. 그리고서는 지금까지 그냥 별 이유도 모른 채 키 크는 영양제니 뭐니 이것저것 먹이면서 키우고 있어요."

질의응답을 끝내고 난 뒤 어린이를 진찰해 보니 태양인으로 판명되었다.

"당신의 자녀는 태양인입니다!"

"육고기나 우유, 요구르트 즉, 동물성 단백질을 먹이면 안 되는 체질인데 억지로 먹이면 뇌에서 성장호르몬의 분비가 잘 안되어 성장이 늦어집니다."

그러자 옆에서 진료를 기다리던 비슷한 또래의 아이를 데리고 온 아이의 엄마와 그의 일행분들이 같이 허탈하게 웃었고 주인공인 이 아이의 엄마는 아직 어리둥절하기만 했다.

"육고기와 우유를 먹여서 오히려 키가 안 큰다고요?"

"잘 들어 보세요~!"

그렇다. 내용은 다음과 같다.

대부분의 경우, 반에서 키가 작은 축에 드는 학생 중 다섯 손가락 안에 드는 학생의 대부분이 태양인체질이라 미루어 짐작해 볼 수 있다.

왜냐하면 태양인은 육고기, 우유, 요구르트 등 동물성단백질을 섭취하게 되면 그것을 소화해 낼 수 있는 능력이 다른 체질에 비해 현저히 떨어지고 단백질을 분해시킬 수 있는 효소가 없다. 이렇게 되면 뇌에서 성장 호르몬 분비가 원활치 못해 성장하는데 많은 지장을 받게 되는 것이다. 그러니 이미 분유를 먹는 순간부터 성장에 지장을 받게 되었다고 볼 수 있는 것이다.

보통의 경우에는 영아기를 지나 이유식을 할 때 대부분 단백질 공급을 위해 소고기를 갈아 넣게 되고, 최초로 접하게 되는 그 육고기를 통해서 벌써 성장에 지장을 받기 시작하게 되어, 돌 지난 이후로 흰 우유의 섭취, 그리고 육류의 섭취가 서서히 늘어남에 따라 더더욱 성장이 둔화되는 것이다. 그런데 그것 때문에 성장 속도가 더딘 줄 모르고 오히려 유치원이나 초등학교 입학을 해서 같은 나이또래의 어린이들에 비해서 키가 작다는 사실을 알고 나서부터는 더더욱 육고기, 우유, 요구르트 등을 본격적으로 많이 먹이게 된다.

즉, 태양인이 그것으로 인해 성장이 더디다는 것을 알아채지 못하고 오히려 더 많이 먹이게 돼 점차적으로 다른 아이들과 키의 격차가 더욱 벌어지게 된다.

귀하의 자녀 중 혹시 유달리 키가 작다면, 태양인일 가능성이 높으니, 모든 육고기, 우유, 요구르트를 즉각 중단하고 바나나, 생선, 채소, 어패류를 많이 섭취하면서 과일을 많이 먹이고, 태양인의 성장 호르몬 분비를 촉진시켜주는 약재인 오가피 장척탕, 원잠 보음탕을 먹이게 되면 그동안 육고기, 우유, 요구르트 때문에 못 크던 키가 본격적으로 자랄 것이다.

그리고 권장해드릴 수 있는 운동으로는 줄넘기, 수영 등이 될 것이다. 다만 체질을 제대로 알기란 매우 쉽지 않으므로 전문의와의 충분한 상의나 진료 후에 본 내용을 실현하는 편이 더욱 정확할 것이다.

"어머니~! 너무 염려 마세요! 하하하~ 앞으로는 아마 쑥쑥 자라서 멋진 인물이 될 겁니다."

오늘도 한 아이의 어머니는 어리둥절하면서도 한편 안심하고 또 부푼 기대를 선물로 가득 담아가지고 진료실을 나섰다.

각 체질별 성장 프로그램

태음인-목양체질

목 표	성장 및 학습능력 향상
처 방 명	태음인갈근탕
처방내용	태음인-목양체질 약재 20여 종
추천 음식	모든 육고기, 당근, 인삼, 홍삼, 꿀, 마늘, 잣, 호두, 모든 버섯, 사과
금할 음식	조개, 새우, 등 푸른 생선, 바다 굴
머리 좋아지는 차	원두커피(인스턴트커피는 해롭다)
키 크는 운동	줄넘기(최대한 많이)
이로운 비타민	삐콤C(유한양행)
이로운 색깔	붉은색(옷, 내의, 학용품, 신발, 각종 소모품, 벽지, 커튼, 책상보)
해로운 색깔	푸른색으로 된 모든 것
적 성	사업가, 벤처기업, 투자 사업, 탐험가, 정치가, 장교, 등산가, 현장감독, 기계공학, 조사연구원
특히 주의사항	태음인-목양체질은 원래 살이 잘 찌는 체질인데 살이 찌면 옆으로 벌어지기만 하고 키가 안 크므로 특히 살이 찌지 않도록 유의할 것

각 체질별 성장 프로그램

태음인-목음체질

목 표	•• 성장 및 학습능력 향상
처 방 명	•• 태음인단삼탕
처방내용	•• 태음인-목음체질 약재 20여 종
추천 음식	•• 모든 육고기, 도라지, 당근, 마늘, 잣, 호두, 배, 모든 버섯, 꿀
금할 음식	•• 금할 음식 : 조개, 새우, 등 푸른 생선, 바다 굴(석화), 인삼, 홍삼
머리 좋아지는 차	•• 원두커피(인스턴트커피는 해롭다)
키 크는 운동	•• 줄넘기(최대한 많이)
이로운 비타민	•• 삐콤C(유한양행)
이로운 색깔	•• 붉은색(옷, 내의, 학용품, 신발, 각종 소모품, 벽지, 커튼, 책상보)
적 성	•• 운동선수(야구, 골프), 교육자, 사회사업가, 기계공학, 연예인, 사무직
특히 주의사항	•• 대장의 기능이 약하므로 항상 배를 따뜻하게 해주세요. •• 원래 살이 잘 찌는 체질인데 살이 찌면 키가 크지 않으므로 특히 살이 찌지 않도록 유의할 것

각 체질별 성장 프로그램

태양인-금양체질

목 표	●● 성장 및 학습능력 향상
처 방 명	●● 태양인앵도육탕
처 방 내 용	●● 태양인-금양체질 약재 20여 종
추 천 음 식	●● 바다 생선, 게, 조개, 낙지, 새우, 생굴, 오이, 상추, 딸기, 복숭아, 체리, 감, 참외, 바나나
금 할 음 식	●● 모든 육고기, 우유, 요구르트 (해설-위 음식은 동물성 단백질이므로 섭취하면 뇌에서 성장호르몬이 분비가 되지 않아 키도 안 크고 또한 뇌세포의 급속한 파괴로 인해 학습능력이 떨어짐)
머리 좋아지는 차	●● 보리차가 최고
키 크는 운동	●● 줄넘기(최대한 많이), 수영, 탁구
이로운 비타민	●● 비타민E(토코페롤, 그랑페롤)
이로운 색깔	●● 푸른색(옷, 내의, 학용품, 신발, 각종 소모품, 벽지, 커튼, 책상보)
적 성	●● 발명가, 물리학자, 종교인, 클래식음악가, 기초과학 분야, 한의사, 작곡가

각 체질별 성장 프로그램

태양인-금음체질

목 표	•• 성장 및 학습능력 향상
처 방 명	•• 태양인우슬탕
처방내용	•• 태양인-금음체질 약재 20여 종
추천 음식	•• 조개, 생선, 김, 미역, 오징어, 메밀, 시금치, 오이, 파인애플, 포도
금할 음식	•• 금할 음식 : 모든 육고기, 우유, 요구르트 (해설-위 음식은 동물성 단백질이므로 섭취하면 뇌에서 성장호르몬이 분비가 되지 않아 키도 안 크고 또한 뇌세포의 급속한 파괴로 인해 학습능력이 떨어짐)
머리 좋아지는 차	•• 메밀차
키 크는 운동	•• 줄넘기(최대한 많이), 수영
이로운 색깔	•• 노란색(옷, 내의, 학용품, 신발, 각종 소모품, 벽지, 커튼, 책상보)
적 성	•• 성악가, 정치가, 지도자, 말 많이 하는 직업, 창의력을 요하는 직업(피카소), 마라톤, 격투기(태권도, 유도, 레슬링, 씨름, 권투)

각 체질별 성장 프로그램

소양인-토양체질

목표	●● 성장 및 학습능력 향상
처방명	●● 소양인지황탕
처방내용	●● 소양인-토양체질 약재 20여 종
추천 음식	●● 돼지고기, 쇠고기, 우유, 요구르트, 계란, 바나나, 포도, 파인애플, 배, 딸기, 당근, 양배추, 호두
금할 음식	●● 닭고기, 인삼, 홍삼, 꿀, 대추
머리 좋아지는 차	●● 보리차, 영지버섯차
키 크는 운동	●● 줄넘기(최대한 많이)
이로운 비타민	●● 비타민E(그랑페롤, 토코페롤)
이로운 색깔	●● 검은색(옷, 내의, 신발, 가방, 기타 소지품, 책상보)
해로운 색깔	●● 붉은색
적성	●● 외교관, 검사, 수사관, 화가(디자인계통), 사진예술가, 기자, 선교사, 사회사업가, 운동선수 (탁구, 배드민턴, 테니스, 농구)

성장 프로그램

각 체질별 성장 프로그램

소양인-토음체질

목표	성장 및 학습능력 향상
처방명	소양인구기자탕
처방내용	소양인-토음체질 약재 20여 종
추천 음식	돼지고기, 우유, 요구르트, 계란, 바나나, 포도, 파인애플, 배, 딸기, 당근, 양배추, 호두
금할 음식	닭고기, 인삼, 홍삼, 꿀, 대추
머리 좋아지는 차	보리차
키 크는 운동	줄넘기(최대한 많이)
이로운 비타민	비타민E(그랑페롤, 토코페롤)
이로운 색깔	검은색(옷, 내의, 신발, 가방, 기타 소지품, 책상보)
해로운 색깔	붉은색

각 체질별 성장 프로그램

소음인-수양체질

목표	•• 성장 및 학습능력 향상
처방명	•• 소음인창출탕
처방내용	•• 소음인-수양체질 약재 20여 종
추천 음식	•• 닭고기, 쇠고기, 설렁탕, 소곰국, 감자, 당근, 사과, 인삼, 홍삼, 꿀
금할 음식	•• 돼지고기
머리 좋아지는 차	•• 대추차
키 크는 운동	•• 줄넘기(최대한 많이), 수영
이로운 비타민	•• 비타민B 군
이로운 색깔	•• 붉은색(옷, 내의, 학용품, 기타 소모품, 벽지, 책상보, 커튼)
적성	•• 법률가, 사무원, 은행원, 통계원, 기술자, 학자, 교육자, 교환원, 경리직, 도서관 사서, 조사연구원, 번역가, 소설가, 공무원, 아나운서, 사회자, 서비스업(호텔, 백화점)

각 체질별 성장 프로그램

소음인-수음체질

목표	성장 및 학습능력 향상
처방명	소음인백출탕
처방내용	소음인-수음체질 약재 20여 종
추천 음식	닭고기, 쇠고기, 설렁탕, 소곰국, 감자, 당근, 호두, 잣, 카레, 인삼, 홍삼, 꿀
금할 음식	돼지고기
머리 좋아지는 차	대추차
키 크는 운동	줄넘기(최대한 많이)
이로운 비타민	삐콤C(유한양행)
이로운 색깔	붉은색(옷, 내의, 학용품, 기타 소모품, 벽지, 책상보, 커튼)
특히 주의사항	위가 작아서 항상 소화력이 약하므로 평소 소식할 것 (양보다 질)

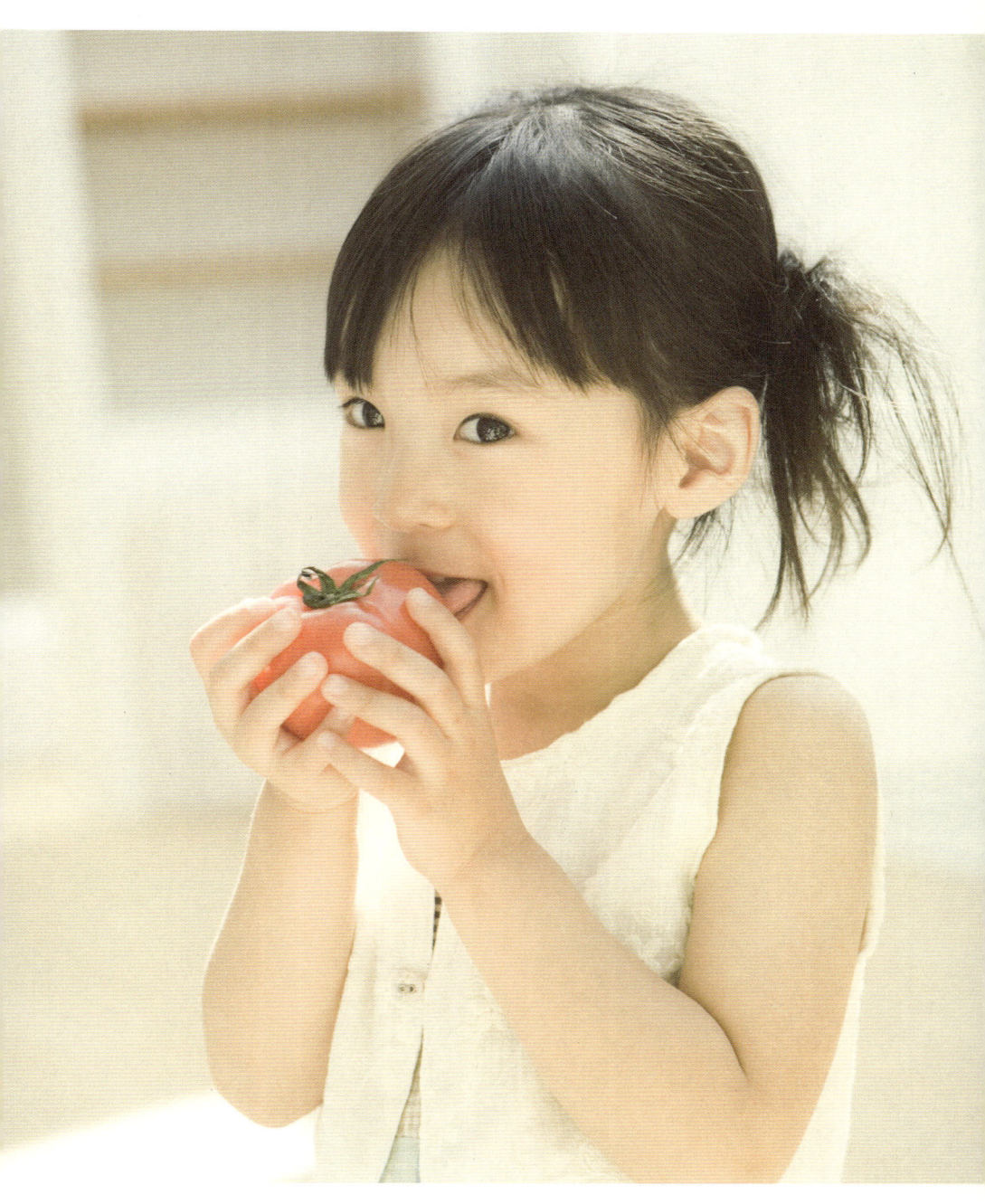

성장 프로그램

Part 6

건강정보

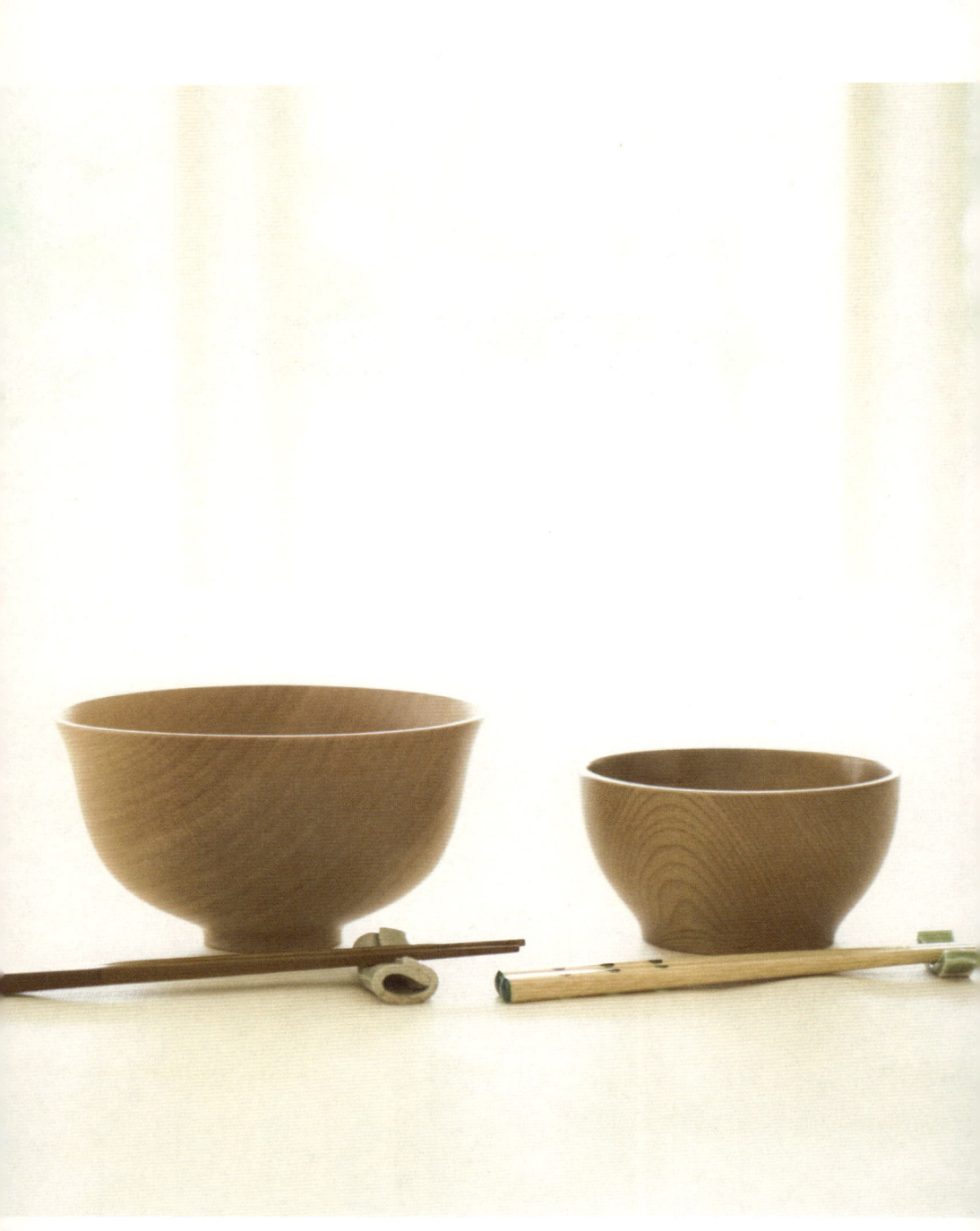

현미와 체질

전국 가정마다 밥을 지을 때 현미를 섞지 않는 집은 거의 없을 것이다. 대부분 현미가 좋다고 하니 아무런 의심 없이 밥에 섞는 경우가 많다. 그러나 현미는 인체 내에 들어가면 열을 발생시키는 역할을 하므로 특히 속 열이 많은 소양인에게는 대단히 해롭고 태양인에게도 해로운 편이다. 태음인은 조금 이롭고 소음인에게만 아주 이롭다. 현미는 체질에 맞지 않으면 생각보다 부작용이 심각하니 신중히 선택해야 할 것이다. 예를 들어 소양인체질이 현미를 장기간 섭취했을 때 없던 당뇨병이 생길 수도 있고 이미 당뇨병이 있던 사람은 증세가 급속히 악화되니 절대 주의를 요한다.

홍삼과 체질

남녀노소 불문하고 최고의 건강 보약으로 홍삼의 열풍이 전국을 강타하고 있다. 과연 홍삼은 누구나 먹어도 되는 보약일까?
홍삼 역시 체질에 따라 보약이 될 수도 있고 독약이 될 수도 있다. 그러면 인삼과 홍삼은 어떻게 다를까?
일반인들은 인삼은 체질에 맞는 사람도 있고 또 맞지 않는 사람도 있지만 홍삼은 체질에 상관없이 모든 사람에게 효과적이라 알고 있는데, 이는 잘못 알려진 건강상식이다. 인삼을 쪄서 만든 홍삼도 인삼과 똑같이 체질에 따라서 복용 여부가 달라져야 한다. 즉, 인삼과 홍삼은 8체질 중 소음인-수양·수음체질과 태음인-목양체질 등 3체질에게만 효과가 있고 나머지 5체질이 장기 복용할 경우 심각한 부작용을 초래할 수 있다. 그러므로 정확한 체질 판별을 받아 신중히 복용 여부를 결정해야 할 것이다. 당연히 체질에 맞을 경우 홍삼의 효과는 탁월하다.

금(金)과 체질

　금니, 금목걸이, 금반지 등 금(金)은 사람들에게 자신을 치장하거나 소장가치로 여겨져 일상생활에서 사람과 친숙한 귀중품이다.
　그러나 태양인-금양·금음체질에게는 금이 해로운 금속인데, 이를 알지 못하고 자신의 몸에 착용하고 있을 경우 건강을 해치는 심각한 부작용이 올 수 있다.
　태양인 체질이 금니를 했을 경우 광대뼈가 돌출하거나 시력을 상실하는 황반변성이라는 무서운 안과적 질병도 올 수 있다.
　그리고 금니를 한 부위가 잘 아물지 않고 피고름이 나는 등 잇몸의 부작용도 올 수 있다.
　이런 경우들은 태양인 체질에 금이 맞지 않아 오는 현상이므로 금이 아닌 다른 소재로 바꾸면 금방 안정된다.

또 금목걸이나 금반지를 착용하면 신경통이나 갑상선 질환이 올 수 있으니 주의를 요한다.

태양인체질을 제외한 나머지 체질은 대체적으로 금이 이롭다.

1일 1식(食)

최근 일본에서 들어온 건강 정보 중에 하루에 1끼만 먹자는 의학이론이 한국에서 논란이 되고 있다.

결론적으로 말하면 대장이 긴 태양인 체질은 1일 1식이 좋고 나머지 체질이 1일 1식을 하면 건강을 해친다.

일본은 인구 대비 태양인 비율이 전 국민의 80%를 차지하니 1일 1식은 일본에서는 대단히 건강에 도움이 된다.

한국도 태양인이 50%를 차지하므로 2명 중 1명은 1일 1식이 건강에 효과적이다.

아침식사를 하는 것이 좋을까? 안 하는 것이 좋을까?

최근에 아침식사를 하지 않으면 학생들은 성장과 학습에 지장을 받고 직장인들은 업무의 효율성이 떨어진다고 알려져 있는데 체질별로 엄연히 다른 반응이 온다.

즉, 대장이 긴 태양인체질은 아침식사를 하지 않는 것이 이롭다. 만약 이 체질이 아침식사를 하면 오전 내내 속이 불편하고 집중력이 떨어져서 그 불편함이 하루 종일 지속된다. 태양인 체질이 아닌 다른 체질들은 반드시 아침식사를 하는 것이 건강에 도움 된다.

비타민과 체질

요즘 건강을 위하여 비타민 섭취를 많이 하는데 주로 여러 가지 비타민을 섞은 종합 비타민이 대세를 이루고 있다. 그러나 비타민마다 인체에 영향을 미치는 기능이 각각 다르다. 예를 들면 비타민C는 폐를 보강하는 역할을 하는데 폐의 크기가 작아 항상 그 기능이 떨어진 태음인체질에는 이롭지만 폐가 너무 커서 항상 항진되어있는 태양인이 비타민C를 먹으면 폐가 더욱 흥분되어 그 기능을 상실하게 되므로 태양인은 비타민C가 해롭다. 다른 비타민도 마찬가지이다.

그러므로 골고루 섞은 종합 비타민이 모든 사람에게 좋은 것은 아니다. 8체질 별로 이롭고 해로운 비타민을 분류하면 다음과 같다.

	해로운 비타민	이로운 비타민
금양체질	비타민A, B, C, D	비타민E
금음체질	비타민A, C, D, E	
목양체질	비타민E	비타민A, B, C, D
목음체질		비타민A, B, C, D, E
토양체질	비타민B	비타민E
토음체질	비타민A, B, D	비타민E
수양체질	비타민A, D, E	비타민B
수음체질	비타민E	비타민A, B, C, D

색깔과 체질

8체질 별로 자신에게 이로운 색깔과 해로운 색깔이 있다. 외국에서는 개개인별로 색깔 치료를 하여 암을 치료한 연구논문들이 소개되고 있다.

자기 체질에게 유리한 색상으로 의상을 착용하면 훨씬 잘 어울리고 세련되어 보이는데 예를 들어 비키니의 색상을 체질을 고려해 선택할 경우 색깔이 체질에 맞으면 몸매가 훨씬 더 날씬해 보인다.

선글라스의 색상선택이나, 또 학생들의 경우 공부하는 책상보를 체질에 맞게 잘 선택하면 공부할 때 눈의 피로도 훨씬 줄어들고 졸음도 오지 않으며 집중력이 몇 배로 향상되어 성적이 수직 상승된다.

	이로운 색	해로운 색
금양체질	푸른색	
금음체질	노란색	
목양체질	붉은색	푸른색
목음체질	붉은색	
토양체질	검은색	붉은색
토음체질	푸른색	
수양·수음체질	붉은색	

당뇨병의 식이요법

당뇨병에는 식이요법이 대단히 중요하다.

그런데 건강 상식 수준으로 보리밥이나 현미, 홍삼, 쥐눈이콩, 개똥쑥 등을 소문만 듣고 무분별하게 남용하고 있는 실정이다. 예를 들면 보리밥은 소양인 - 토양·토음체질과 태양인 - 금양체질의 당뇨병에는 대단히 이롭지만 다른 체질에는 오히려 해롭다. 정확한 체질판별을 받아 체질별 식단을 지도 받아서 철저히 지키면 당뇨 수치가 지속적으로 떨어지면서 췌장의 기능이 서서히 회복된다.

출산 후 미역국과 체질

출산 후에 미역국은 반드시 필요하다. 그러나 소양인체질이 출산 후에 미역국을 먹으면 산후풍으로 평생을 고생한다.

그러므로 소양인체질은 미역국 대신 콩나물을 넣은 쇠고기 국을 따뜻하게 먹기를 추천한다.

출산 후 미역국을 먹으면 다음의 증상들이 올 수 있다.
♣ 여름철에 선풍기나 에어컨 바람을 아주 싫어한다.
♣ 여름인데도 손발이 시려서 양말을 신고 잔다.
♣ 차를 타고 가면서도 바람이 싫어 창문을 열지 않는다.

이러한 증상들이 나타날 경우 서둘러 정확히 치료하면 산후풍 증상이 많이 개선되어 편안한 여름을 보낼 수 있다.

Part 7

한방 다이어트

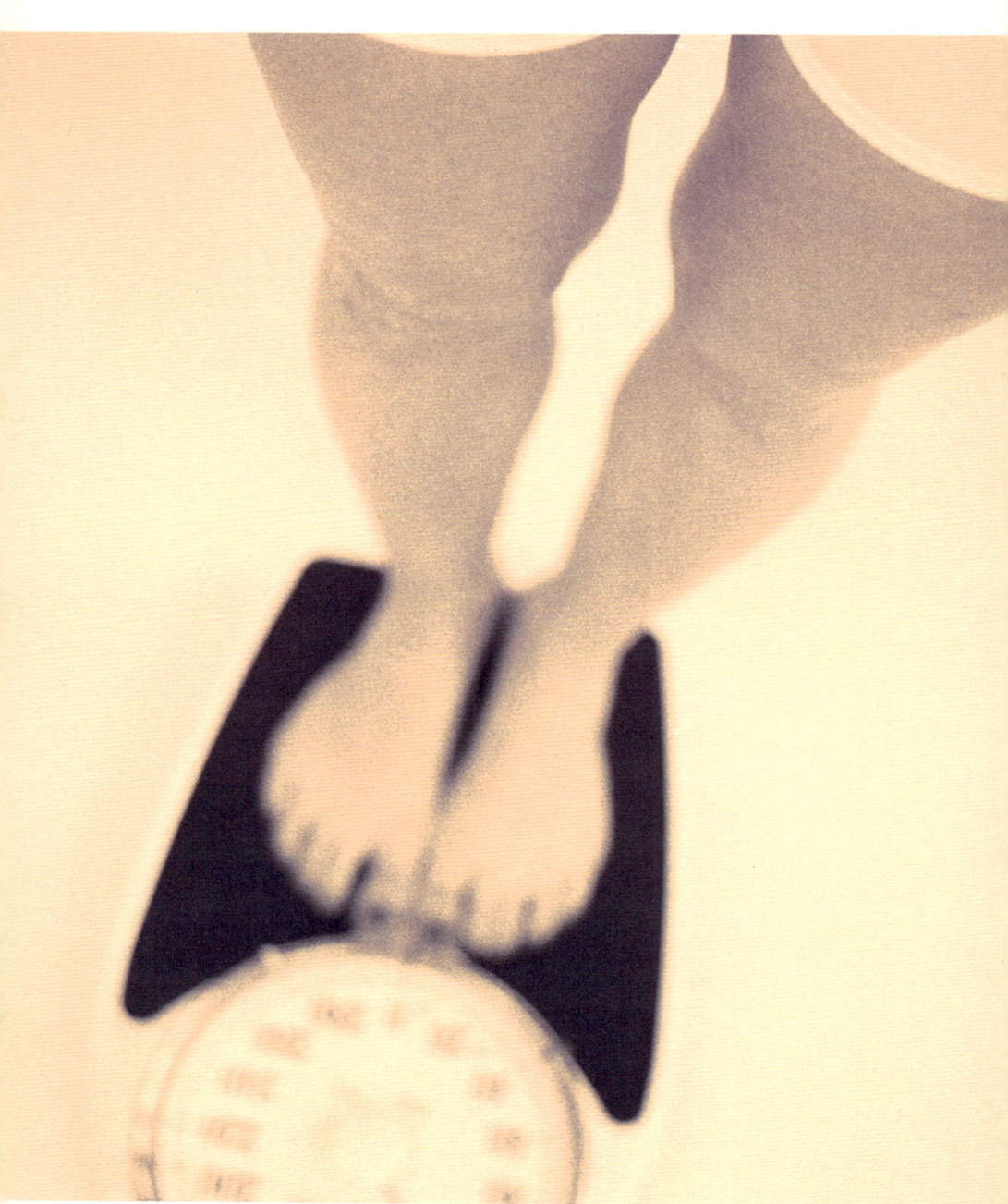

한방 다이어트의 원리

신장을 살려야 살이 빠진다

우리가 먹은 음식은 몸 안에서 영양분은 흡수되고 나머지 노폐물은 밖으로 빠져 나가야 되는데, 신장이 나빠지면 노폐물이 빠져나가는 통로인 수문(水門)이 막혀, 필요 없는 수분이 몸 안에 고여서 결국 비만으로 가게 된다. 그러므로 다이어트 한약을 복용하여 신장을 살려 수문을 활짝 열어주면, 필요 없는 수분이 몸 안에 축적되지 않고 바로바로 바깥으로 배설되므로 살이 쉽게 빠진다.

그런데 수문은 열지 않고 막힌 상태에서 다이어트를 하기 위해 음식만 줄이니 그 때만 잠시 체중이 줄다가 음식섭취를 늘리면 즉시 체중이 늘어나는 요요현상을 경험하게 된다. 그러면 수문을 열기 위해 어떠한 치료를 해야 할까? 인체 내에서 수분을 총체적으로 관리하는 장기는 신장이다. 따라서 신장을 살려야 비만도 해결되고 요요현상이 올 걱정을 하지 않아도 된다.

신장이 나쁜 경우 다음과 같은 증상이 올 수 있다.

- 아침에 몸이 무거워서 일어나기 힘들다.
- 피부에 탄력이 없어지고 늘어난다.
- 아침에 일어나면 얼굴, 손발이 잘 붓는다.
- 소변을 자주 안보거나 간혹 자주 보지만 시원치 않다.
- 이유 없이 자주 피곤하다.
- 물만 먹어도 살찌는 느낌

* 결론 - 제세한의원의 한방다이어트 한약은 신장의 기능을 활성화시켜 막힌 수문을 활짝 열어주므로 체중이 잘 빠지고 아울러 다이어트 최대의 적인 요요현상도 오지 않습니다.

한방 다이어트는 이렇게 시작되었다

지금으로부터 30년 전 경희대 한의대를 졸업하고 초보 한의사 생활을 하고 있을 무렵, 우연히 자궁을 들어낸 40대 초반의 여성을 진찰한 적이 있었다.

이 분은 수술 후 보약이 필요해 내원했는데 주요 증상이 「얼굴을 비롯한 전신이 붓고 극도의 피로함과 무거운 몸」때문에 힘들다고 호소했다. 그리고 평소에도 살이 잘 찌는 체질이었다. 먼저 보름 분의 한약을 처방해 주고는 보름 뒤에 다시 내원하라고 말씀드렸다. 보름 뒤에 환한 얼굴로 찾아온 여성의 신기한 점은 체중이 3kg가 빠져 너무나 몸이 편하다는 것이었다.

그 당시만 해도 한국에서는 다이어트라는 개념이 없던 시절이었다. 당연히 다이어트 약도 없었다.

"체중이 빠지니까 어떠세요?"라고 물었더니 "부기가 빠지면서 몸이 가볍고 아침에 일어나기가 수월하며 하루 종일 지내도 피곤이 없다"라고 하셨다. 그래서 또다시 15일분의 약을 처방한 뒤 다시 만날 것을 약속했다. 이 분은 한약을 한 달 복용하고 총 5kg이 빠졌으며 무엇보다도 몸 컨디션이 너무 좋아졌다고 했다.

그 이후로 비만체형의 사람에게 위의 약을 처방했더니 체중도 빠지면서 몸도 가벼워지고 컨디션도 좋아졌다.

대체로 살이 찌면 몸이 무겁고 컨디션도 저하되며 기분도 우울해진다. 반대로 살이 빠지면 몸이 가볍고 컨디션도 좋아지며 기분도 상쾌해진다. 필자는 한약에도 살 빠지는 약이 있다는 것을 처음 알게 되었다. 물론 정상적인 생살이 빠지는 것이 아니고 부은 살이 빠지는 건강 다이어트는 우연히 이렇게 시작되었다.

한방 다이어트의 장점

체중은 쏙↓ 건강은 쑥↑

30년 동안 쌓아온 경험을 통해 가장 효과적이고 부작용이 없는 제세한의원의 대표적 다이어트 한약인 50종류의 당당환 처방 중 상담을 통해 개인별로 맞춤 처방을 하므로 안전하고 믿을 수 있다.

제세한의원의 다이어트 한약인 당당환은 우선 그 재료가 율무, 밤, 오미자, 도라지, 맥문동 등 기존 한약 중 가장 흔하고 순수하며, 기운을 보강하는 약으로 구성되어 있으므로 인체에 해가 없다. 이 한약을 복용하면서 굶을 필요는 없다. 한약을 복용하면 입맛이 떨어져서 먹고 싶은 충동이 사라지므로 편하게 다이어트를 할 수 있다. 음식을 굶지 않고 먹으면서, 게다가 기운을 보강하는 한약재도 같이 복용하면서 빠진 살이므로 빠져도 주름지지 않고, 오히려 팽팽해지고, 어지럽거나 기운 빠지는 일도 없으며, 군살이 빠지니 몸이 개운하여 아침에 일어나도 몸이 가볍고, 하루하루 생활해 보면 피로감이 많이 개선된 것을 확연히 알 수 있다.

한방 다이어트 한약은 굶지 않고 음식을 먹으면서 살을 빼므로, 나중에 살이 찌지 않는다는 점이 가장 장점이다. (요요 현상은 일어나지 않음)

한방 다이어트는 왜 요요현상이 없을까요?

음식물을 섭취하여 인체에 필요한 물질은 흡수하고 나머지 노폐물은 밖으로 빠져나가야 되는데, **빠져나가지 않고** 인체 내에 머물러 있으면 붓게 되고 부은 것이 살이 되어 서서히 체중이 늘게 된다. 50종류의 제세한의원의 당당환은 필요 없는 수분이 밖으로 잘 **빠져 나갈** 수 있도록 수문(水門)을 활짝 열어주므로 다이어트가 끝난 뒤 음식을 먹어도 노폐물이 몸속에 머무르지 않고 바로바로 배설되어 체중이 늘지 않는다.

한방 다이어트의 처방 선택

50종류의 당당환 처방 중 다음의 기준에 따라 개인별 처방이 달라진다.
- 남/녀
- 기혼/미혼
- 키, 몸무게
- 소화, 대변, 식욕 여부

한방 다이어트의 약재

제세한의원에서는 가격이 비싸도 국산 한약재만 고집합니다.
(   )은 약재별로 최고 품질의 산지를 엄선한 것입니다.

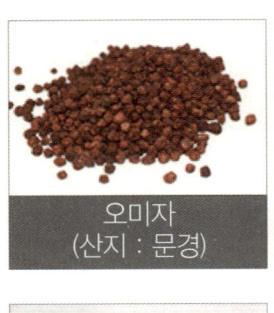
오미자
(산지 : 문경)

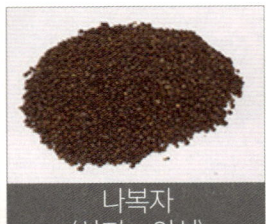
나복자
(산지 : 의성)

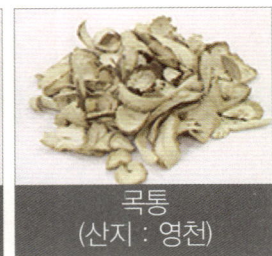
곡통
(산지 : 영천)

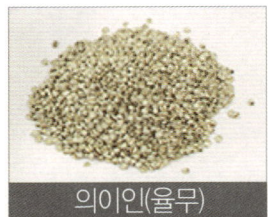
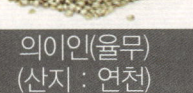
의이인(율무)
(산지 : 연천)

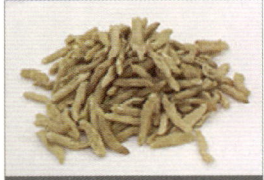
맥문동
(산지 : 하동)

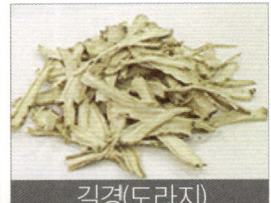
길경(도라지)
(산지 : 영주)

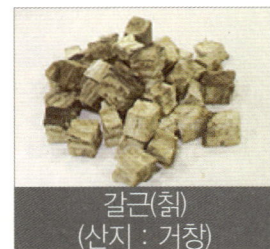
갈근(칡)
(산지 : 거창)

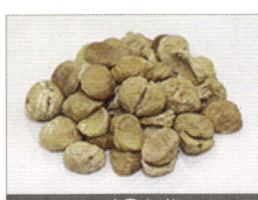
건율(밤)
(산지 : 하동)

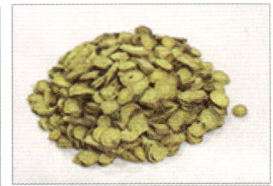
황금
(산지 : 돌섬(전라도))

한방 다이어트의 특징

1. 약을 취향대로 선택할 수 있다. – 탕약/환약 (알약) – 둘 다 효과는 비슷함
2. 개인별 맞춤 처방이므로 약 복용 중 잠이 안 오거나 심장이 두근거리는 등 흔히 다이어트 약 먹을 때 오는 불편함이 없다.

다이어트 할 때 이것만은 꼭 먹지 말자!

(여러분이 이미 다 알고 있는 내용입니다.)
- 모든 육고기
- 밀가루 음식 (빵, 라면, 피자, 햄버거, 자장면, 스파게티 등)
- 튀김 종류의 음식
- 술(칼로리가 높아서 술이 제일 잘 찐다.)
- 간식
- 달짝지근한 음식(아이스크림, 케이크 등)

다이어트 할 때 이것만은 꼭 지키자!

- 해지고 나서는 과일 외에는 되도록 금식
- 하루에 30분~1시간 정도 걸으면 운동으로서는 가장 효과적이다.
- 물은 되도록 적게 먹을 것

다이어트, 이런 점이 궁금해요!

■ **다이어트 한약으로 살을 빼면 얼굴에 주름이 생기나요?**
- 얼굴의 필요 없는 군살이 빠지므로 주름이 생기는 것이 아니고 오히려 푸석푸석하던 얼굴이 윤기가 나고 더 탄력이 생긴다. 화장을 해보면 화장이 훨씬 잘 받는다.

■ **다이어트 한약을 먹는 도중 어지럽거나 두통이 오고, 잠이 안 오며 심장이 두근거리고, 몸이 떨리는 현상이 올 수도 있나요?**
- 다이어트 한약을 먹으면 100명 중 1명꼴로 위와 같은 증상이 나타난다. 주로 평소에 스트레스를 많이 받는 사람에게서 이런 현상이 나타나는데 이런 사람에게 쓰이는 다이어트 한약이 따로 있으므로 과거에 다이어트 할 때 이런 증상을 경험했다면 상담할 때 미리 이야기해주면 된다.

■ **운동은 안하고 약만 먹어도 살이 빠지나요?**
- 한방 다이어트를 많이 하는 이유 중 하나는 운동을 안 하고 약만 드셔도 체중감량이 되기 때문이다. 한약을 복용해서 다이어트 하시는 분은 대체로 운동 할 시간적인 여유가 없는 분이 많기 때문에, 운동을 안 해도 살은 빠지지만 같이 겸하시면 더 좋은 효과를 볼 수 있다.

■ 부작용은 없나요?
- 신경이 예민한 사람 중에 약 복용 초기에 간혹 불편함을 호소하는 분이 있다. (100명중 1명꼴), 하지만 약을 계속 복용하면 점차 적응이 되어서 불편함이 사라진다.

■ 정말 소문처럼 군살이 잘 빠지나요?
- 저희 제세한의원은 30년이라는 긴 세월 동안 한방 다이어트를 해왔기 때문에 많은 사람들에게 알려져 있다. 저희가 제공한 프로그램대로 충실히 실천한다면 만족할만한 효과가 있을 것이다.

■ 10kg 빼는 데는 얼마나 걸리나요?
- 개개인의 상태에 따라 다르지만 평균 3개월 정도가 소요된다. 첫째 달에 4kg, 둘째 달에 3kg, 셋째 달에 3kg

■ 약을 먹으면 건강을 해치지는 않나요?
- 순수 국산 한약재로 처방하므로 전혀 인체에 해가 없으니 안심하고 먹어도 된다.

■ 입맛이 너무 좋은데 약을 먹으면 정말로 입맛이 떨어지나요?
- 지나친 식욕은 다이어트 최대의 적이다. 한방 다이어트는 식욕 억제 효능을 가지고 있기 때문에 어렵지 않게 다이어트를 할 수가 있다.

살이 빠져야 키가 큰다

　남녀 초등학생, 중학생 중에서 외형으로 볼 때 땅땅하게 옆으로 벌어진 체형을 볼 수 있다.
　이 시기에는 옆으로든 위로든 어느 방향으로 늘어나게 된다. 위로 늘어나면 키로 가서 다행이지만 옆으로 가면 뚱뚱하게 벌어진 모습으로 비만이 된다. 요즘 학생들 우스갯소리로 「키 크고 공부 잘하는 것이 제일이고 키 작고 공부 못하는 것이 최악이다」라고 한다. 다이어트를 해서 살을 빼주어야만 짓눌렸던 몸이 솟구쳐서 키가 클 수 있다. 살이 키로 된다는 말은 과거 먹을 것이 없던 시절의 전설일 뿐이다. 튀김통닭, 삼겹살, 햄버거, 피자를 먹이지 말고 우리 음식 위주로 먹이면서 다이어트 한약을 먹여 살도 빼고 키도 키우자.

살이 빠져야 임신이 잘 된다

　대체로 체중과 자궁의 기능은 반비례한다. 즉 체중이 늘면 자궁의 기능이 떨어진다.

체중이 많이 나가는 사람들이 생리불순과 생리통으로 고생하다가 결혼하면 임신에 지장을 받기도 한다. 우리나라 불임의 원인 중 랭킹 1위가 비만이다. 살이 찐 사람 중에, 임신이 안 되어서 산부인과 검사에도 이상이 없으면 우선 살부터 빼야 임신이 순조롭게 될 것이다.

출산 후 살이 많이 쪘어요

안타까운 말 중에 이런 경우가 있다.
「만삭 때 몸무게 중에서 아기 몸무게만 빼고 그대로 남아버렸다」
「임신전의 모습은 온데간데없어지고 웬 낯선 사람이 나타났다」
「자식을 얻으면 체중도 얻는다」
출산 후 살이 6개월 안에 가장 잘 빠지므로 수유 중이라도 음식을 굶지 말고 다이어트 한약을 복용하면 쉽게 빠진다.

필자의 기억에 남는 한 여성의 변신 이야기

「군살이 빠지면 새로운 세상이 열린다」
40대 중반의 여성의 본원에 찾아왔는데 첫눈에 전형적인 비만형이라는 것을 알 수 있었다.

신체의 부분 부분 살이 찔만한 데는 모두 쪄있었다.

이 분은 「살이 너무도 잘 찌는 체질이라서 굶어도 살이 안 빠지고 물만 마셔도 살이 찐다」라고 호소했다. 항상 잘 체하고 전신에 힘이라고는 없으며 아침에 일어나기가 너무 힘들고 몸도 무거워서 살기가 귀찮다고 했다. 생리도 불순했고 생리통도 심했다. 처녀 때는 50kg 정도의 몸무게로 날씬한 편이었는데 출산 후 거의 20kg이 늘어서 현재 70kg으로 유지 중.

다이어트 프로그램을 시행했더니 2달 만에 15kg이 빠졌는데 몸이 날아갈 것 같다고 하였다. 소화도 잘 되고 생리도 정상으로 회복되었으며 항상 얼굴에 뭐가 나고 기미가 심했는데, 얼굴도 깨끗하게 되었고 얼굴에 군살이 빠지니 예뻐져서 처녀 때의 모습이 나타 난다고 좋아했다.

특히 비만은 만병의 근원이라고 한다.
비만 여성(남성도 마찬가지)들이여!

한방 다이어트
육필 수기 모음

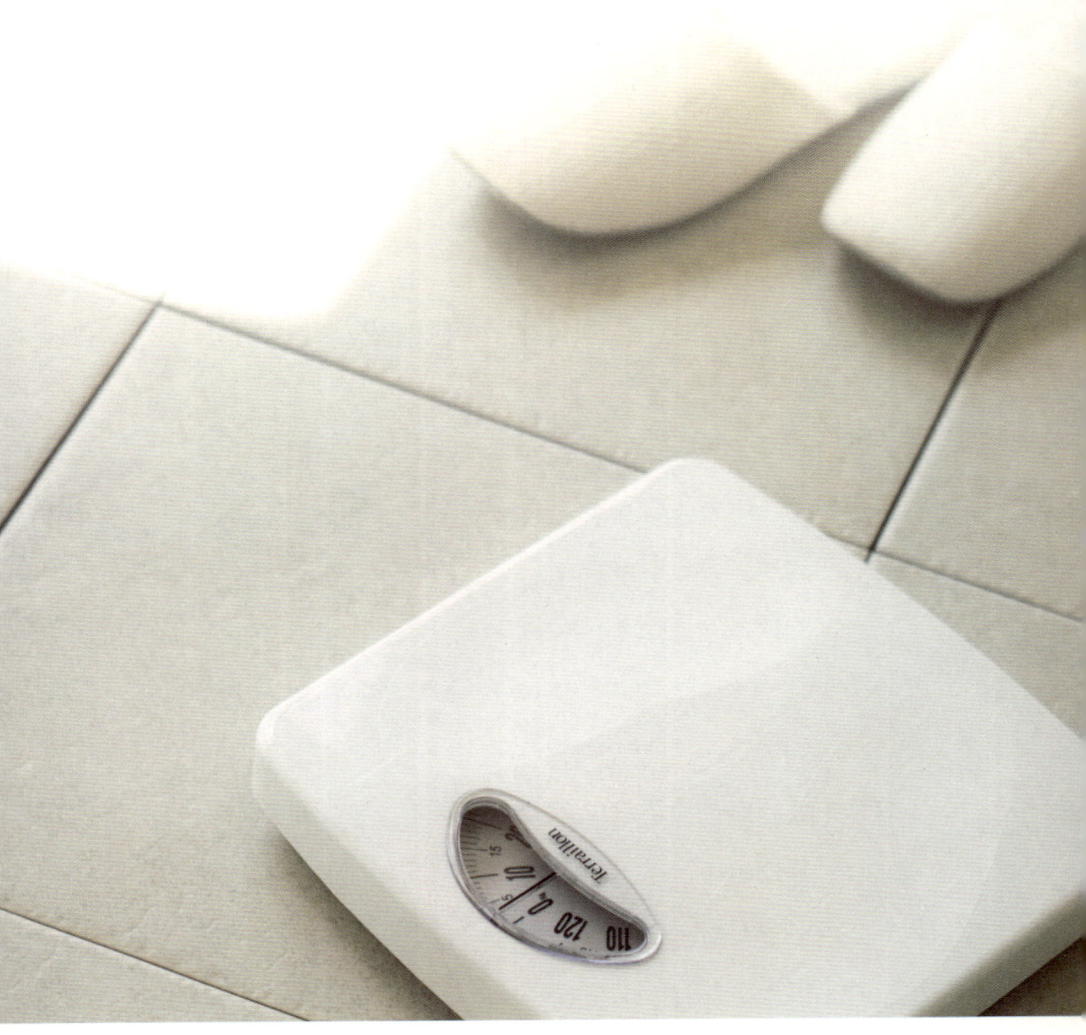

수기 1

미녀는 괴로워

김O수 ● 대구광역시 수성구 두산동

다이어트!

여자들이 살면서 평생을 다이어트를 한다고 해도 과언이 아닐만큼 날씬한 몸매에 열광을 하고 있는 요즘, 나 역시도 지금까지 수많은 다이어트를 해 왔었다.

원래 살이 잘 찌지 않는 체질이라서 폭식과 과식을 일삼았고 운동도 게을리했었다.

키 168cm에 몸무게 48~50kg을 유지했던 나, 스물다섯이 지나던 해 3달 만에 20kg이란 무게가 급속히 늘어나더니 꾸준히 1,2kg 씩 느는 게 아닌가? 맙소사! 고민에 빠졌다. 어떻게든 살을 빼야겠다고 생각한 난 무조건 굶기 시작했다. 그렇게 일주일 후 살이 빠지긴 했다. 그런데 며칠 후 다시 원래대로 아니 원래보다 더 늘어나 있었다.

굶어도 보고 한 가지 음식만을 먹어도 보고 운동도 해봤지만 만족할만한 결과를 얻을 수 없었다. 이런저런 방법을 쓰다가 3년이란 시간이 흘렀고 나이 탓인지 몸무게가 줄어도 예전보

한방 다이어트 육필 수기 모음

수기 1

다 더 뚱뚱해 보이고 얼굴까지 망가져 있었다. 심각성은 알고 있었지만 뾰족한 방법이 없었던 나는 현실을 직시하지 못하고 "그래도 봐줄 만한데 뭐"하는 생각에 방심하고 있었다. 그런데 그때 사건이 터진 것이다.

2012년 1월 직업이 바텐더인 난 손님과의 대화중 충격적인 한 마디를 듣고야 말았다.

"아가씨 무슨 용기로 그 몸을 해서 바텐더를 할 생각을 했어요?"

"젊은 아가씨가 몸 관리를 이렇게 못 해서 한심하네요!"

"살 좀 빼, 살 좀"

헉 숨이 막혔다. 그날 이후 심각한 스트레스와 우울증, 불면증 심지어는 자살 충동까지 느껴졌다. 이렇게 수많은 갈등과 고민의 시간이 지나면서 도저히 이래서 안되겠단 생각에 다이어트를 하기로 결심했다. 이번만큼은 확실히 성공해서 새롭게 다시 태어나고 싶었다. 효과가 좋은 다이어트라고 알아보던 중 주변에 한약으로 다이어트에 성공했다는 친구의 말을 듣고 2012년 2월 제세한의원의 문을 두드렸다. 반신반의하는 맘에 큰 기대는 없었지만 주위에 성공사례가 많아서 본전이라 생각하고 상담을

♣ 한방 다이어트 육필 수기 모음

수기 1

시작했다. 나이와 몸무게 감량 목표량… 이것저것 간호사와 상담 후 원장님과의 재 상담이 있었다. 30여 분간 요것조것 꼼꼼하게 원장님과 상담을 하고 약을 받기로 했다. 이틀 후 드디어 약이 도착했다. 약을 보자마자 부푼 기대를 안고 1번 약부터 뜯어서 바로 마셔버렸다. 직업상 저녁 늦게 밥을 먹고 술도 약간씩 먹어야 했기에 큰 감량도 기대하지 않았다. 평소에 밀가루 음식과 고기류를 즐겨 먹던 난 약을 먹을 때 밀가루와 고기가 좋지 않다는 원장님의 말씀에 단칼에 끊어버렸다. 눈물을 머금고 식이 요법과 운동을 하면서 열흘이 지났다. 효과가 없으면 실망할까봐 열흘 동안 몸무게를 재어보지 않았다. 그래서 열흘 만에 체중계에 올라선 순간 기절할 뻔했다. 4kg이나 빠진 것이다. 처음에 71.4kg으로 시작을 했었던 나, 정확히 열흘 만에 67kg으로 감량되어 있었다. 1번과 2번 약 중 1번 약만 먹고 4kg을 감량한 것이다. 그렇게 1번 약을 다 먹고 바쁜 생활에 약을 잘 챙겨 먹지도 못하고 조금은 게을러져 있었던 매일… 열흘 후 2번 약을 다 먹어버렸다. 보름 분을 20일 만에 다 먹고 중간점검차 한의원에 전화하는 날 또 몸무게를 재고 있다가 기절할 뻔 했다. 또다시

한방 다이어트 육필 수기 모음

수기 1

4kg이 빠진 것이 아닌가…. 이 무슨 횡재람? 즐거운 맘에 원장님과 중간 점검을 마치고 두 번째 약 보름 분을 받게 되었다. 열심히 한약을 챙겨 먹고 또 한 번의 감량이 있었다. 61kg이 되던 날, 정확히 한 달하고도 열흘이 조금 지난날이었다. 조금은 더 빼야겠단 생각에 4월 초쯤 다시 약을 신청했다. 물론 이번엔 더 빨리 라인을 잡아주는 약으로 긴 상담 후 특별히 관리를 받을 수 있었다. 원장님과의 상담 후 원장님이 당부하신 대로 열심히 챙겨 먹었다. 그리고 한 달이 지난 지금은 엄청난 결과를 보여주듯 54kg이란 몸무게를 유지하고 있다.

정말 놀랄 일이다. 원장님도 빠른 효과에 놀라시고 주위 사람들도 정말 신기하고 놀랍다고 말한다. 난 단지 원장님이 정해주신 식이요법 운동 규칙을 지켜가면서 약만 열심히 먹었을 뿐인데, 빠르고 건강한 다이어트를 할 수 있었던 것이다. 다이어트를 시작 후 2달 반 만에 16kg을 감량했고 지금도 계속 감량 유지 중이다. 다이어트 후 제일 많이 달라진 건 외형적인 부분이겠지만 지금은 가볍고 건강한 몸과 긍정적인 생각 자신감 있는 모습으로 변해있다. 살랑살랑 불어오는 봄바람처럼 몸도 마음도 너무 가벼워졌다.

❖ 한방 다이어트 육필 수기 모음

수기 1

 이젠 가벼워진 몸과 마음처럼 옷차림도 과감하고 한결 가벼워졌다. 매일 생각하길 제세한의원을 만나게 된 건 내 인생의 최고의 선물이자 행운인 것 같다. 석 달 만에 다시 태어난 기분이랄까?
 이젠 밖에 나가면 몸매가 어쩜 저렇게 예쁘냐고 사람들이 쳐다보고 칭찬을 늘어놓는다. 나 역시도 은근히 그 말을 즐기며 행복한 하루를 보내고 있다. 모든 여자들이 그렇듯이 날씬해 지고 예뻐지고 싶은 욕망은 끝이 없다. 그저 욕망으로 끝내기보단 당장 실천해보자!
 다가올 여름을 그리고 건강한 날들, 새로운 나를 위해서···. 제세한의원과 만난다면 꼭 이뤄질 것이다.
 아자! 아자! 파이팅!

2012년 6월 대구에서

불행 끝! 행복 시작!

이O진 ● 부산시 연제구 연산 5동

어린 시절부터 남달리 통통했던 나는 고등학교에 들어가면서부터 걷잡을 수 없이 살이 찌고야 말았다. 하루 중 거의 대부분을 앉아서 보내며 쌓여가는 학업에 대한 스트레스를 먹는 것으로 해결했고, 잘 먹어야 마지막까지 체력적으로 뒤처지지 않는다고 생각해서 열심히 먹었더니 고3이 되어서는 체중이 70kg을 육박하게 되었던 것이다. 무섭게 늘어나는 체중에 비례하여 늘어나는 식탐은 이미 나의 의지로는 조절할 수 없는 지경에 이르러 다이어트는 꿈도 꾸지 못 했다. 그 시절의 사진을 보면 눈, 코, 입이 모두 살에 묻혀 지금의 모습은 상상조차 할 수 없을 정도였다.

드디어 대학에 입학한 나는 몸은 무거웠지만 마음만은 가볍게 대학생활을 시작하였다. "살도 좀 빼야겠지…?"라고 스스로 생각하고 활동량도 늘이고 먹는 것도 조심하려고 했지만 그것도 잠시뿐…. 이미 늘어난 식탐과 주변의 유혹은 넘기 힘든

한방 다이어트 육필 수기 모음

수기 2

산과 같았다. 선배들이 사주시는 밥과 술을 감사히 얻어먹은 나의 몸은 여전히 무거웠고, 운동도 작심삼일이라 무거워진 몸은 생각과는 달리 좀처럼 가볍게 움직여주질 않았다. 남들보다 뚱뚱했던 나는 대학생활에 대한 자신을 점점 잃어갔다. 새내기시절 다들 한다는 미팅이나 소개팅도 내 모습을 부끄러워하며 나가질 못했고, 늘 먹으면서도 살이 더 찌진 않을까 걱정하며 불안해했고, 그런 못난 내 모습을 스스로 탓하며 자꾸만 움츠러들었다.

그렇게 대학 1학년 시절을 보내고 여전히 뚱뚱한 내 모습에 고민하고 있었던 겨울 방학, 어머니의 권유로 제세한의원을 방문하게 되었다. 그 순간이 바로 '나의 불행 끝! 행복 시작!'의 출발점이었던 것이다. 처음에는 다이어트 한약을 먹는 나 자신이 왠지 부끄러웠지만, 꼼꼼하게 나의 체질을 설명해주시고 날씬해질 수 있을 뿐만 아니라 건강해지기 위한 과정이라는 원장님의 말씀에 힘을 얻어 '꼭 건강한 몸을 만들겠다!'는 나의 굳은 결심이 설 수 있었다.

그 달부터 두 달간, 살과의 전쟁은 시작되었다.

🌿 한방 다이어트 육필 수기 모음

수기 2

제일 먼저 원장님께서 설명해주신 대로 음식을 철저히 조절하면서 다이어트 한약을 먹으며 나의 식탐을 이겨냈다. 모든 다이어트 과정이 그렇겠지만, 다이어트 한약을 먹기 시작한 지 처음 일주일은 무척이나 힘든 시간이었다. 체질대로 먹기 시작하고, 먹고 싶은 음식을 포기해야 하는 순간과 줄어든 음식의 양은 나의 즐거움을 확~ 빼앗아 가는 것만 같았다. 그런데 참 신기했던 것은 다이어트 약을 시간 맞춰 먹고 나면 넘쳐나던 먹고 싶다는 생각도 줄어들었고, 예전에 비해 먹는 양을 줄였는데도 배고픔이 없다는 것이다. 대신 몸의 활력은 늘어나, 기운이 빠지거나 하지 않았고 오히려 더 열심히 살 빼기에 집중할 수 있었다.

반신욕과 한증막을 이용해 땀을 빼고 하루 30분 이상 걷기를 열심히 실천하였다. 힘들었지만 보람된 일주일이 지나고 떨리는 마음으로 체중계에 올라서는 순간! 나는 놀라지 않을 수 없었다. 겉보기에도 많이 줄어든 배만큼 체중은 5kg이나 줄어 있었다. 식이요법과 다이어트 한약, 나에게 맞는 운동처방 덕분에 그 동안 몸속에 쌓여있었던 노폐물과 불필요한 수분들이 빠져나가면서 일주일 사이에도 몸은 확실히 가벼워졌고 피부도

한방 다이어트 육필 수기 모음

수기 2

점점 맑아지며 좋아져갔다. 원장님께서 알려주신 방법대로 실천하면 나도 건강하고 날씬해질 수 있다는 확신을 얻은 나는 남은 시간 동안에도 더 열심히 노력할 수 있었다.

 다이어트 한약을 복용하며 꾸준히 노력한 두 달, 지난 십여 년 간 나와 함께 했던 묵은 살들은 봄눈 녹듯 사라져 나는 어느새 뚱뚱했던 내가 아닌 건강한 내가 되어있었다. 겨울 방학이 끝난 3월, 나는 14kg이나 감량된 새로운 모습으로 당당하게 새 학기를 맞이할 수 있었던 것이다.

 많이 달라진 나의 모습에 친구들은 모두 너무 보기 좋고 예뻐졌다며 함께 기뻐해주었고, 이제 더 이상 나온 배를 신경 쓰며 구부정하게 다니지 않아도 된다는 생각에 나 자신도 더욱 자신있고 활기차게 학교생활을 해 나갈 수 있었다.

 그 후로 몇 달간은 다이어트 한약을 먹지는 않더라도 원장님께서 알려주신 방법대로 식이요법과 운동을 꾸준히 실천하며 노력하였더니 요요현상도 없이 건강하고 날씬한 모습을 유지할 수 있었다. 오랜만에 만난 친척들도 이런 내 모습에 놀라워했고 사촌언니는 "지금까지 네 얼굴이 호빵처럼 둥글 넓적해

한방 다이어트 육필 수기 모음

수기 2

보였던 것이 뼈가 아니라 살 때문이었던 거니? 살 빠지고 얼굴 형이 달라졌다 ~"라며 우스갯소리를 하기도 했다. 그럴수록 나는 자신감이 더 생겼다.

원장님께서 알려주신 처방만 잘 지켰을 뿐인데도 두 달 동안 내 몸에 일어난 변화는 너무나도 대단하여 누구에게나 다이어트 한약 먹고, 살 뺐더니 살도 빠지고 건강도 찾았다고 자랑할 정도였다.

몇 년이 지난 지금 나는 여전히 50kg 중반의 체중을 유지하고 있다.

큰 요요현상도 없이 여전히 건강한 나 자신을 보면서 늘 원장님께 감사한 마음을 가진다. 뚱뚱한 모습 때문에 의기소침했던 나에게 건강해지는 과정이라고 열심히 노력할 수 있게 자신감을 주셨고 내 몸에 꼭 맞는 다이어트 한약과 더불어 꼼꼼하게 식이요법에 대해 설명해주셔서 날씬하고 건강해질 수 있는 지름길을 내게 알려주신 것이다. 원장님께서 알려주신 식단과 운동법은 여전히 나의 생활지침이 되고 있다. 뭘 먹을 때에는 해로운 음식보다는 내 몸에 이로운 음식을 골라 먹게 되고, 시간

한방 다이어트 육필 수기 모음

수기 2

이 있을 때마다 조금씩이라도 걸으려고 한다. 컨디션이 조금 좋지 않을 때에는 반신욕이나 한증막을 이용하여 땀을 빼고 나면 신기하게도 몸에 가벼워지고 오히려 힘이 난다. 나에게 행복하고 새로운 시작을 선물해주신 원장님은 언제나 내 마음의 주치의로 앞으로도 건강하고 활기찬 내 생활의 길잡이가 되어 주실 것이다.

'하면 된다!'를 가르쳐주신 원장님께 늘 감사드리며, 앞으로 더 많은 분들에게 삶의 힘이 되고 희망이 되는 의술을 널리 펼치실 수 있도록 원장님께서도 건강하기를 기원해봅니다.

2013년 5월

수기 3

다이어트! 그건 나에게 제2의 인생 전환점을 주다!

박O희 ● 부산시 해운대구 우1동

다이어트 성공 (-24kg감량) _ 키 168cm, 75kg → 51kg
　　　　　　　　　　　　　_ L사이즈 → S사이즈
　　　　　　　　　　　　　_ 허리 33인치 → 26~27인치

75kg의 거구로 살았을 때의 기억을 모두 지워버렸습니다. 사진조차 없네요. 기억하고 싶지도 않습니다.

그만큼 저에겐 가장 힘든 시기이자 미련한 시기였던 것 같아요.

17살 때까지 살 안 찌는 체질로 살다가 17살 겨울 방학 때부터 차츰차츰 찌기 시작한 지방덩어리는 3년 후 3kg…10kg… 그러다가 무려 24kg까지….

살이 찌면서 자격지심은 더 심해져 갔고, 자신감은 바닥으로 추락했습니다.

한방 다이어트 육필 수기 모음

수기 3

　75kg의 거구로 3년 반을 눈물로 지새웠습니다. 그렇게 있다가 저의 제2의 인생이 시작되었습니다. 저의 오래전 꿈이자, 목표인 메이크업 일을 집중적으로 배우며 1년가량을 미친 듯이 공부만 했습니다. 가장 친한 친구들도 거의 안 만났습니다. 어느 날 이런 생각이 문득 들더군요. "내가 남을 아름답고 예쁘게 만들어주는 사람인데, 나부터 관리해야 고객들도 날 신뢰하지 않을까?"

　그때부터 저와의 싸움은 시작되었습니다. 문득 친구들한테 듣던 한의원이 생각났어요. 전화해서 이름을 물어보니 해운대의 제세한의원…. 얼른 인터넷에 쳐서 들어가 보고 진료 날짜와 시간을 전화로 예약을 했습니다. 제세한의원에 가보니 사람도 많고 너무 많이 기다리게 되어 짜증이 날대로 났지만 참자… 참자… 하다가 결국 원장님과의 대면! 우선 1~2달로는 부족하다고 하셨어요. 그렇게 얘기를 하다가 우선 5개월을 해서 빼보자는 원장님 말씀에 울컥! 넘 기간이 긴 것 같이 느껴졌어요. 나와서 간호사와 또 상담을 하더군요. 한약과 함께 식이요법을 설명 들었습니다. 소식을 하자고 했어요. 1-2달로 뺄 수는 있지만 요요가 올 수밖에 없다며….

상담을 하니 한번 믿고 하란 대로만 해보자 맘먹었죠.

철저한 식이요법과 다이어트 한약 복용, 매일 밤 1시간~1시간 30분의 운동….

먹고 싶은 생각은 저를 다시 일으키게 하였습니다. 생각하고 또 생각했습니다. 과거의 내가 당해왔던 일들, 날 무시했던 사람들의 얼굴을 떠올리며 무식하게 도전은 계속되었습니다. 3개월 후 15kg이 빠져 일반 체형이 되었지만…그래도 전 여전히 뚱뚱했습니다. 숱한 슬럼프와 우울증, 포기하고 싶을 때마다 과거보단 앞으로의 행복을 상상했습니다. 그러면서 다이어트라는 이름보단 건강을 찾자, 날 위한 투자라는 의미가 더 커졌습니다. 그러면서 이겨냈고 또 이겨냈습니다. 5개월 그리고 6개월, 저는 행복합니다.

이젠 5000원짜리 티셔츠를 입어도 어울립니다.

옷가게 가면 무시만 당했던 저에게 2~3명이 넘는 직원들이 따라붙어 이것저것 추천해줍니다. 9~10cm 힐을 신어도 발꿈치가 아프지 않습니다.

♣ 한방 다이어트 육필 수기 모음

수기 3

싸이월드 사진첩에는 얼굴 위주의 셀카가 사라지고 언젠가부터 몸 전체가 나오는 사진이 많아졌습니다.

뚱뚱한 사람들이 지나가면 개구리 올챙이 적 생각 못하고 "어우 저 사람 웬만하면 살 좀 빼지….'라고 비웃습니다. 엄마 아빠가 우리 딸 S라인이라고 자랑하고 다니십니다. 친구들은 제2의 '미녀는 괴로워' 찍냐고 그럽니다….

오늘도 전 여전히 24시간의 희망 속에 절 변화시킵니다.

다이어트라는 의미를 버리세요.
'나를 위한 투자라고 생각하세요.'
그리고 도전하세요.

2013년 4월

수기4

아줌마에서 다시 20대로

김O숙 ● 울산광역시 무거동

저는 결혼 후부터 울산에 사는 30대 주부로 여자아이만 둘을 가진 평범한 아줌마입니다. 연년생으로 아이를 출산 후 빠져야 할 몸무게가 줄지 않아 164cm 키에 68kg에 이르렀습니다. 매번 다이어트를 시도하였지만 번번이 실패를 거듭하면서 자포자기 상태로 굳어지는 듯했습니다.

하지만 여자라는 죄로 늘 머리로는 다이어트를 생각할 수밖에 없어서 효과가 있다는 다이어트는 한 번쯤은 다 경험해 봤으나, 약이나 식품을 먹을 때만 약간의 효과가 있을 뿐 다시 원상태로 돌아오는 상황이 반복되어, 최근에는 약간의 운동과 먹는 것을 억제하면서 더 불어나는 것을 방지하는 상태였습니다.

새해가 오면 매번 다이어트를 시작하였고, 항시 살을 빼겠다고 다짐은 하지만 늘 실패를 맛보았고 다이어트에 성공했다고 TV에 나오는 사람들을 보면 시기심과 질투심으로 도끼눈을 뜨

❀ 한방 다이어트 육필 수기 모음

수기 4

면서 'TV에서는 좀 과장되게 표현할 거야' 또는 '다이어트에 성공한 사람들은 독한 사람일 것'이라며 치부해버리고 저하고 다이어트는 점점 멀어지는 듯했습니다.

여자의 적은 다이어트이고 평생의 짐이 아닐까요? 여자는 평생동안 예쁘지 않더라도 예쁘게 보이고 싶고, 몸매가 좋고 예쁘다는 말을 듣고 싶어 하고, 거짓말이라도 몸매가 좋다는 말을 들으면 하루가 행복합니다. 남편이 간혹 저주받은 몸매라고 놀릴때면 애써 무시하지만 그 파장은 꽤 오랫동안 잊혀지지 않을 정도입니다.

그러던 중 저희 아파트에 결혼하고 이사 온 새댁이 부산의 모 한의원에서 한방 다이어트를 통해 다이어트에 성공했다고 하면서 도전하면 후회하지 않을 거라고 해서 반신반의하면서도 해운대 해수욕장을 구경 삼아 부산 제세한의원에서 다이어트를 시작하기로 하였습니다.

해운대 해수욕장 앞에 위치한 제세한의원에 들어서자 시원한 바다가 한눈에 들어오면서 답답했던 가슴도 시원하게 내려

● 한방 다이어트 육필 수기 모음

수기 4

가는 듯했습니다 매번 다이어트를 하였으나 늘 실패했지만 제세한의원에서 마지막 다이어트를 시작하였습니다.

그런데 1달쯤 약을 다 먹어 갈 무렵에 신기하게도 무려 5Kg이나 감량되었고 아무런 불편함과 거부감도 없었으며 남편도 살이 빠져 보인다는 말에 용기를 얻어 계속 다이어트를 하기로 맘을 먹었습니다. 게다가 예전에 먹던 다이어트 약들은 가슴이 답답하고, 심장이 두근거리며, 몸도 떨리는 현상이 있었으나 제세한의원 다이어트는 그런 불편함이 전혀 없었고, 다이어트 기간에 잠도 편안히 잘 잘 수 있어 2개월 더 다이어트를 계속하기로 했습니다. 또한 음식에 대한 욕심도 사라지고 편한 상태로 다이어트를 할 수 있었습니다.

한약을 먹기 시작한 지 2달이 조금 지나니 무려 8Kg이나 빠졌고 애써 음식을 참지 않아도 식탐이 줄었습니다. 그리고 예전처럼 특별한 운동도 하지 않았습니다.

더욱 좋았던 것은 얼굴에 기미와 변비가 심한 편이었으나, 변비가 사라지면서 기미도 많이 좋아졌습니다. 다이어트 시작하

● 한방 다이어트 육필 수기 모음

수기 4

면서 한의원에 변비가 있다고 하니, 매번 한방 변비약을 보내주셔서 심한 변비까지 치료하는 계기도 되어서 저는 두 마리의 토끼를 잡을 것 같아서 정말 좋았습니다. 2달째 되면서 체중이 빠지는 속도가 줄어든 것 같아서 약간의 운동도 가미했지만, 특별하게 음식을 조절하지는 않았습니다.

제세한의원 원장님 말씀대로 3개월 동안 다이어트 약을 먹고 총 12kg를 감량할 수 있었습니다. 제세한의원을 소개해준 옆집 새댁은 맛있는 것 사라면서 성화이지만 모처럼 행복한 시간에 젖어있답니다.

다이어트 약을 다 먹은 지도 3달이 지났지만 아직까지 요요현상도 없고, 부작용도 없어서 동서에게도 한약 다이어트를 권유하게 되었습니다.

이제까지 먹던 다이어트 약들은 먹을 때만 효과가 있다가 약을 끊으면 다시 원상태로 복귀되거나, 오히려 몸무게가 증가되는 경우도 있었는데, 제세 한약 다이어트는 식욕을 조절해 주므로 약을 다 먹은 뒤에도 요요현상이 없는 것 같습니다. 조금이

한방 다이어트 육필 수기 모음

수기 4

라도 부작용이 있거나 약을 끊고 나서 체중이 원상태로 돌아왔다면 가족에게 권유하지 않았을 것입니다.

해운대 해수욕장 전체가 바라보이는 곳에 위치하여 시원한 바다를 바라보며 상담하니 저절로 다이어트가 되는 듯 하고, 단지 환자가 많아서 대기시간이 꽤 길었지만 고급 레스토랑에 있는 것 같아서 대기시간도 그리 나쁘지는 않았습니다.

다이어트의 성공이 이만큼의 행복을 가져다줄지는 정말 몰랐습니다. 요즘은 여자라서 행복해하고 있습니다. 요즘처럼 자신감 있어본 적이 없었던 것 같습니다. 비록 예전 뚱뚱했던 시절의 옷들을 입지는 못 해서 여름철이 오면 새로운 옷을 사야만 하니 다이어트 비용보다 새 옷을 구매하는 비용이 더 많이 들 것 같습니다.

저처럼 많은 다이어트를 하였지만 성공하지 못하신 분이 있다면 마지막이라는 심정으로 제세한의원에서 다이어트를 시작하라고 권하고 싶습니다. 30년 전통의 다이어트 전문한의원으로 수많은 경험을 바탕으로 특별하게 만들었다고 하며 특히

❋ 한방 다이어트 육필 수기 모음

수기 4

제세의 한약 다이어트는 요요현상과 부작용이 전혀 없어서 꾸준하게만 한다면 반드시 성공할 것이라고 원장님의 자부심이 대단하십니다.

　그러므로 꾸준하게만 제세의 한약 다이어트를 한다면 누구나 성공할 것입니다. 비만으로 고민하시는 분이 있다면 제세의 한약다이어트로 도전하세요. 반드시 성과가 있을 것입니다.

2012년 9월

지금은 행복해요

최O자 ● 경남 김해시 내동

고등학교 때부터 과체중이었던 나는 말랐던 적이 없었습니다. 항상 운동은 싫어하고 먹는 걸 좋아해 살은 나중에 빠지게 될 거라는 희망을 안고 있었습니다. 하지만 20세가 지나고 성인이 되어도 체중이 줄진 않더라고요.

걷는 것조차 귀찮고 힘들었습니다.

이대로는 안 되겠다는 생각을 하였습니다.

그때부터 한의원 또는 비만클리닉이나 병원을 다니며 나만의 체중과의 싸움이 시작되었습니다. 하지만 다른 곳은 처음에는 체중이 잘 빠지지만 자꾸만 더 심해지는 요요현상을 막을 수가 없었습니다. 그러던 중 부산 해운대 제세한의원을 찾게 되었습니다. 처음엔 다른 한의원이랑 별반 다를 게 없다고 그냥 한 번 해보자는 마음으로 시작했습니다. 그리고 약을 짓고 처음 약

❀ 한방 다이어트 육필 수기 모음

수기 5

을 먹었을 땐 다른 한의원보다 조금 반응이 없어서 뭐지? 란 생각이 들었습니다. 하지만 다른 곳은 약이 너무 강해서 나 자신을 추스르지 못 했던 경향이 있었는데 제세한의원은 식욕이 팍 떨어진다는 느낌은 아니었지만 서서히 입맛이 떨어지며 내 몸이 날이 갈수록 가벼워지고 있다는 느낌을 받았습니다. 아침, 점심, 저녁 식이조절을 조금씩 해가면서 배가 고플 때면 과일을 먹고는 했습니다. 식사를 하면서도 다이어트를 할 수 있다는 사실에 너무 행복했습니다.

그렇게 조금씩 조금씩 살이 빠지면서 탄력이 붙었는지 하기 싫던 운동도 해야겠단 생각이 들더군요. 조금 더 빠질 것이란 욕심 때문에 저녁마다 그냥 경보 같은 걸음이나 러닝으로 뛰기 시작했습니다. 살을 뺀다기보단 건강해지고 싶더라고요.

그렇게 차츰차츰 몸이 건강해지고 좋아지는 것을 느끼게 되었습니다. 한 달 반 정도 만에 7kg을 감량했고 아직도 진행 중입니다. 새로운 인생 전환점이 되었고 당당하고 자신 있게 나설 수 있게 해준 제세한의원에 감사드립니다. 요즘은 너무 행복합

♣ 한방 다이어트 육필 수기 모음

수기 5

니다. 앞으로 더 행복해질 것 같습니다.
  원장님 고맙습니다.

2013년 2월

수기 6

미국에서 전해온 가슴 뿌듯한 스토리

장O경 ● 미국거주

안녕하세요. 제세한의원 식구들 모두 평안하신가요?

아마도 이 메일은 황O정씨가 보실 거라 생각되네요.

원장님께 직접 전화를 드리고 싶지만 지난번 전화를 드렸을 때 넘 바쁘셔서 진료에 방해가 될까 봐 우선 메일로 보냅니다.

원장님의 진심 어린 배려와 믿음 아래 주시는 치료 덕분에 저희 부부는 정말 건강하게 좋은 결실을 맺고 잘 살고 있습니다.

원장님께 뭐라 감사의 말씀을 드려야 할지 모르겠습니다. 다음에 한국에 갈 기회가 있다면 꼭 다시 찾아뵙고 인사를 드리겠습니다.

오늘의 내용은 저희 남편인 올리버 때문입니다.

1. 키 175cm, 몸무게 106kg이었던 남편이 지금은 몸무게 84kg으로 22kg이 감량되었고, 이젠 살 빠지는 속도가 많이 느려졌음

❖ 한방 다이어트 육필 수기 모음

수기 6

2. 거의 매일 하루 약을 4포 복용해서 앞으로 12일 치 남았음
오늘부터는 3포를 복용할 계획, 그러면 16일 동안 복용할 수 있음
3. 운동은 매일 새벽에 공복으로 파워워킹 1시간씩 하고 있고,
저녁에 요가 40분씩 꾸준히 하고 있음
4. 아침은 제철 과일을 먹고 점심은 단백질과 야채 위주로 식사를 하고 밥(탄수화물)은 거의 먹지 않으며, 저녁은 약으로 대체하고 있음
5. 소화는 문제가 없는 것 같고 주말엔 시리얼에 우유를 먹고 가끔 파티가 있어서 치즈 제품을 먹게 되는 날은 유난히 방귀가 자주 나오고 가스가 많이 차며 가끔 설사를 동반하거나 변비가 생김
6. 아내가 보는 입장에선 음식을 섭취하는 양이 너무 작은 거 같아 걱정이 되는데 당사자는 어지러움증도 없고 식욕도 그리 왕성하지 않아 고통이 없다고 함
7. 다행스럽게도 오랫동안 머리 종양에서 오는 극심한 두통도 많이 완화되었음(85% 정도 치유)
8. 왼쪽 날개뼈가 자주 마비 증상이 와서 불편함을 호소. 통증은 아닌 것 같고 피가 통하지 않는 것 같은 느낌이라고 함. 오늘 척추신경과에 가 볼 예정
9. 약 복용하기 시작한 날짜는 5월 4일부터였음(미국날짜로)

위의 내용은 저희가 약을 복용하며 생긴 변화입니다.

저희 가족들이나 친지들은 저희 남편이 체중감량과 함께 건강을 찾고 있다고 다들 기뻐서 어쩔 줄 몰라 합니다.

제세한의원과의 인연은 저희에겐 인생을 바꾸는 기회였던 것 같습니다.

너무 과장된 표현일지는 모르겠지만 저희에겐 정말 은혜와도 같은 기적이었습니다.

원장님께 다시 한번 머리 숙여 감사드립니다.

2010년 6월

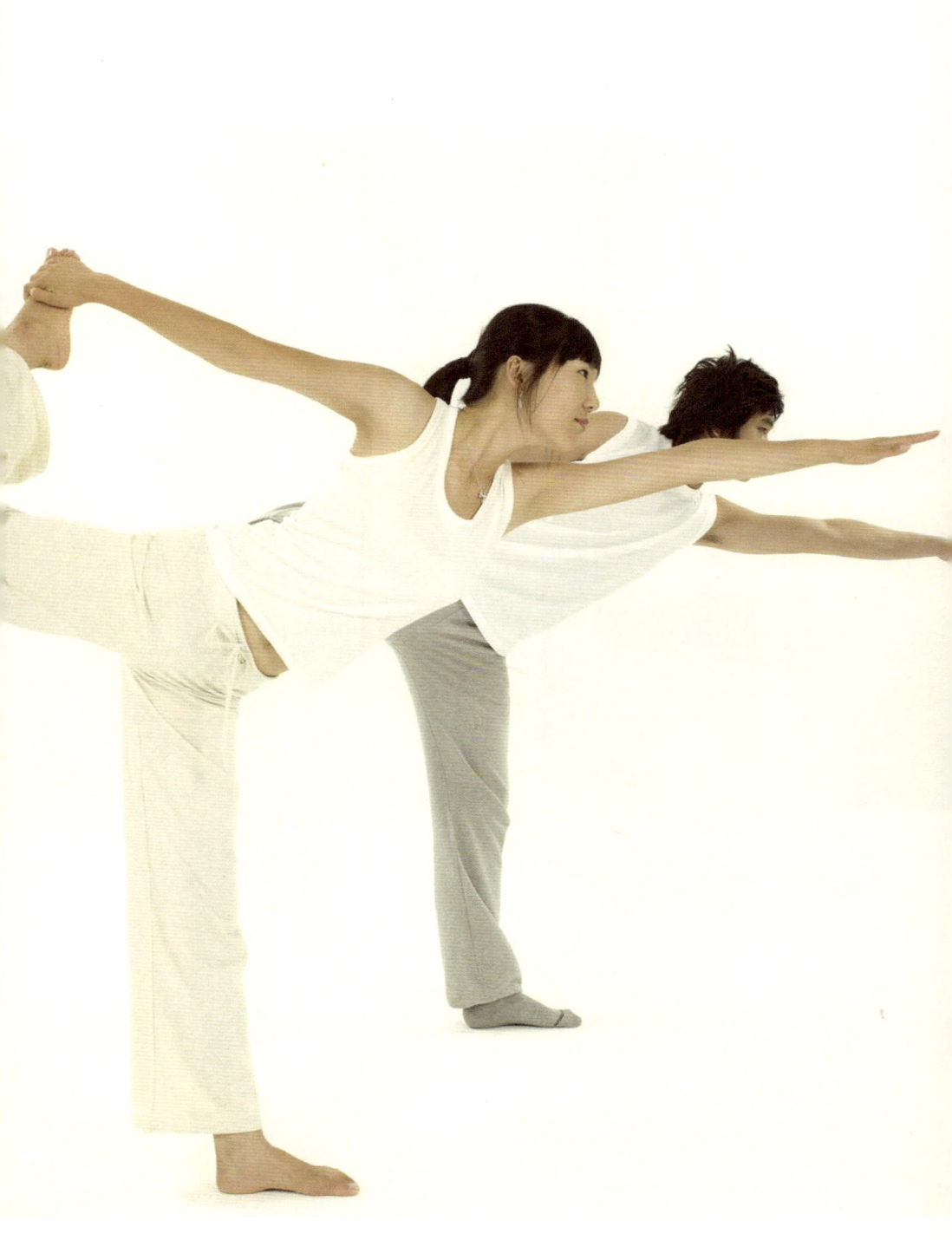

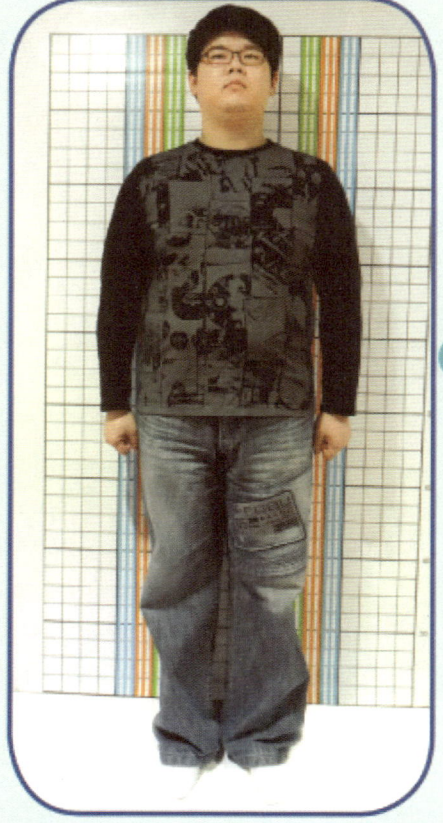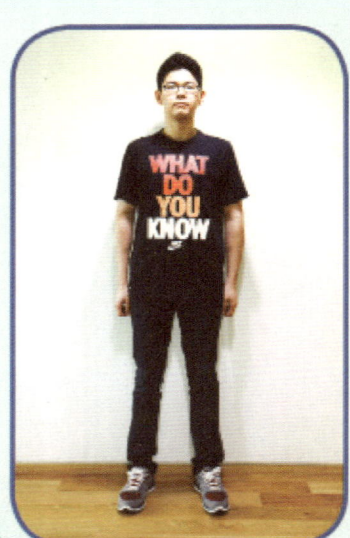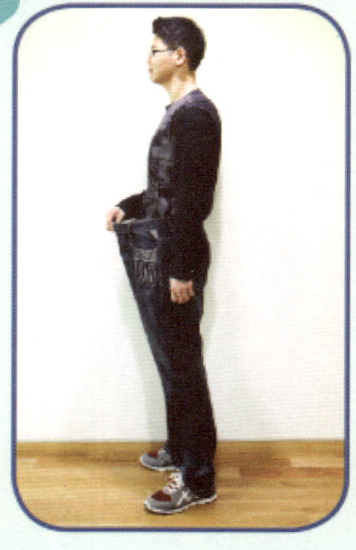

30년 전통의 **한방다이어트**하면 이렇게 빠진다!!

95kg　**31.5kg 감량**　63.5kg

25세 미혼

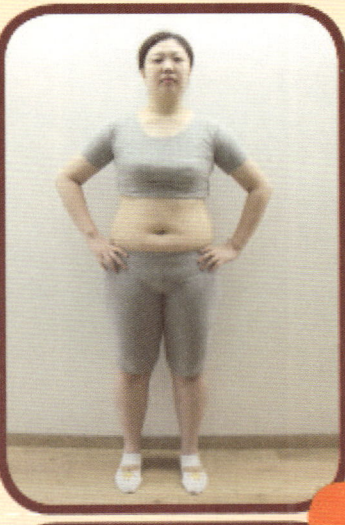
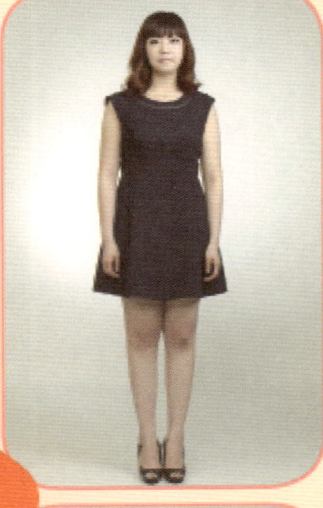

6개월후

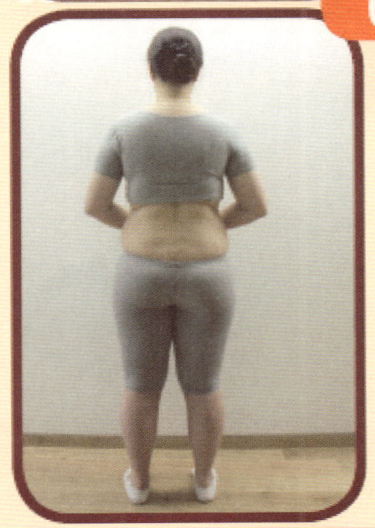
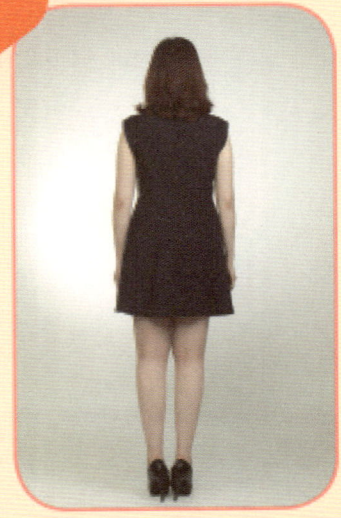

*본 홍보물에 사용된 사진은 포토샵 보정 작업을 하지 않은 100% 원본 데이타를 사용했습니다

소아비만

학교나 유치원에서
당신의 자녀가 뚱뚱하다고 놀림을 당하나요?
지금 시작하세요~

 이런 어린이들에게 추천합니다.
- 누가 봐도 체중 때문에 힘들어한다.
- 음식을 보면 게 눈 감추듯 먹어치운다.
- 한창 뛰어놀 나이인데 운동하기 싫어한다.
- 배가 나왔다.
- 남아인데 여아처럼 가슴이 나온 것처럼 보인다.
- 성조숙증이 염려된다.
- 부모 중에서 한 분이라도 비만인 경우
- 비만 때문에 성장에 방해될까 봐 걱정이 되는 경우

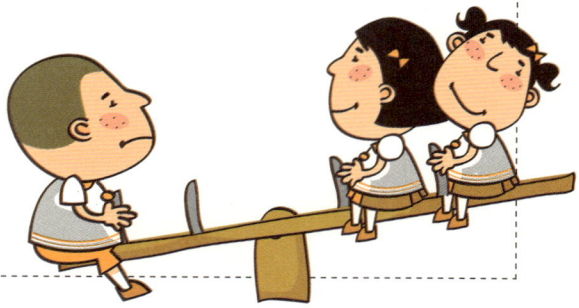

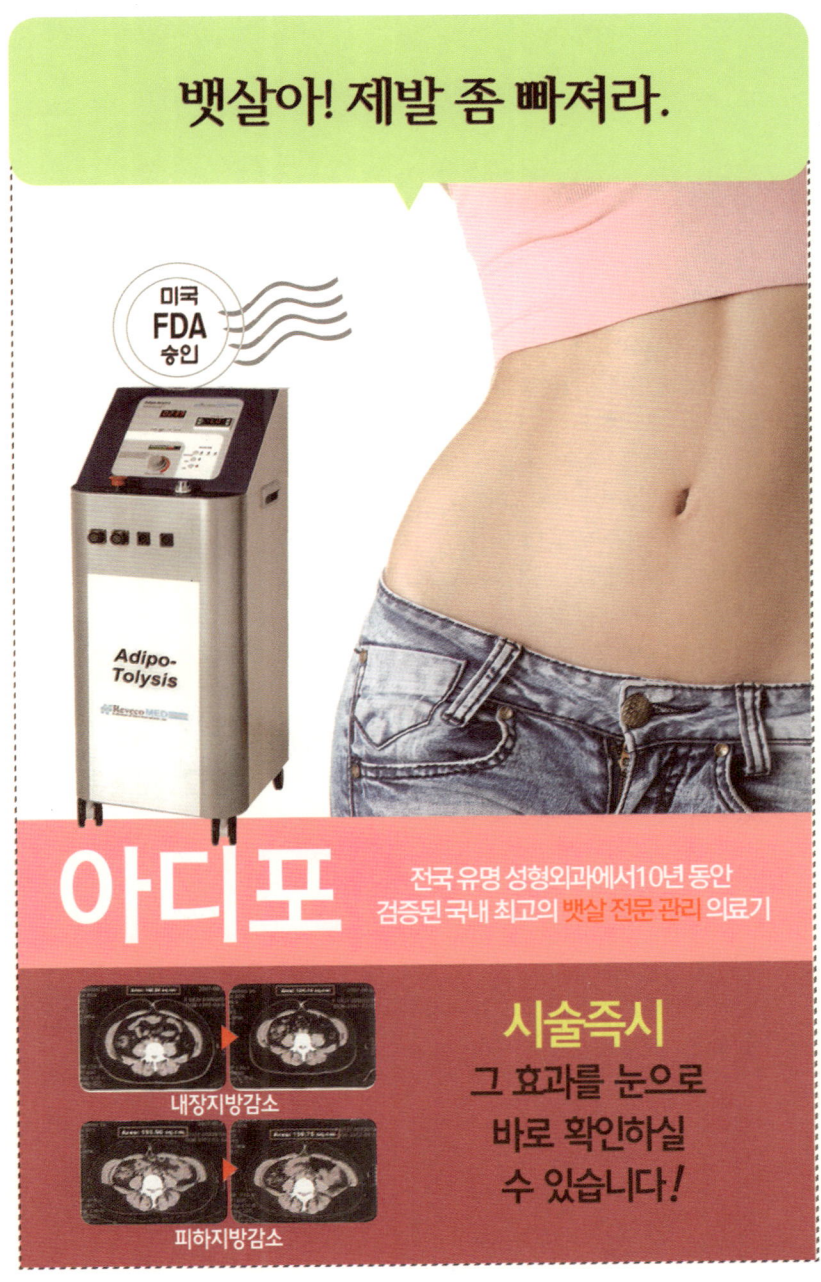

바디매선

바디매선이란?

매선이란 실을 묻는다는 뜻이다. 이 매선실은 인체 단백질과 동일한 성분의 식물성단백질로 만들어진 실이기 때문에 인체에 거부반응이 전혀 없다. 2주 정도 지나면 실이 녹기 시작하여 6개월 정도면 다 녹아 없어진다.

매선실은 신경이나 혈관을 봉합할 때 사용하는 실이다. 매선의 원리는 피하지방층에 단백질 실을 주입하면 실이 수축 작용을 하여 사이즈를 즉시 단축시키고 처진 살을 위로 올려주어 탄력을 주며 실이 녹으면서 지방을 분해하여 살을 빠지게 한다. 이렇게 하면 몸 전체에 예쁜 라인을 만들어 주는 효과가 발생한다.

매선실은 6개월 정도 피부밑에 남아있기 때문에 시술 이후에도 지속적인 효과가 유지된다. 매선은 부위당 50개 전후가 사용되며 일주일에 한번씩 10회 시술하는 것이 바람직하다.

복부 매선

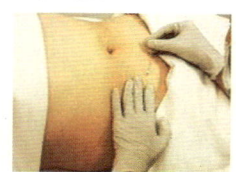 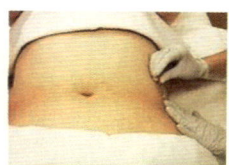 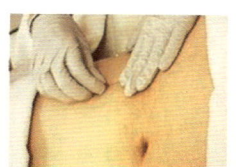

등 매선

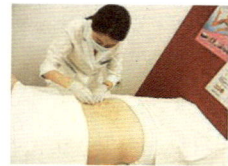 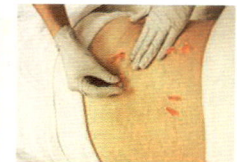 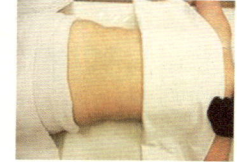

잘 빠지지 않는 뱃살
산삼비만약침

- 한약재료 – 산삼, 녹용, 우황, 사향
- 제조처 – 한방비만학회

산삼비만약침이란?
위 4가지 최고의 귀한 한약재에서 엑기스를 추출하여 비만 부위에 직접 주사기로 약물을 주입하면 체지방이 녹아 없어지면서 탄력이 생기므로 라인이 예쁘게 살아나서 만족할만한 효과를 직접 눈으로 확인할 수 있다.

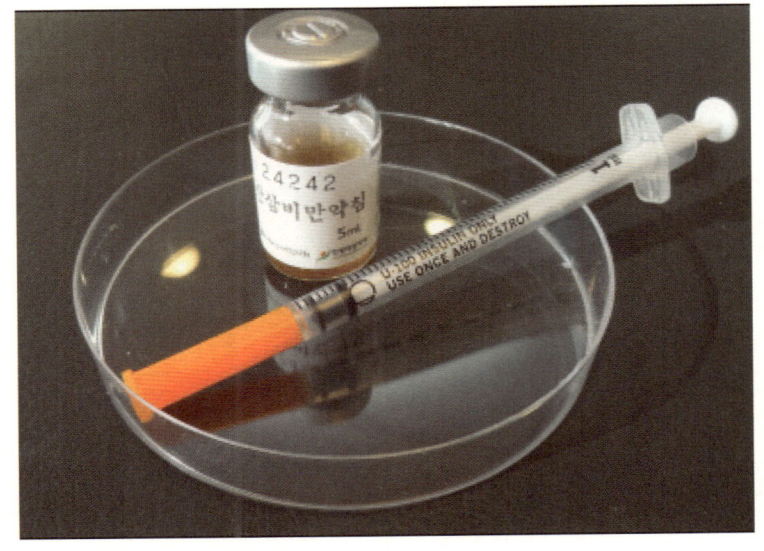

동안침
"동안얼굴 만들기 프로젝트!"

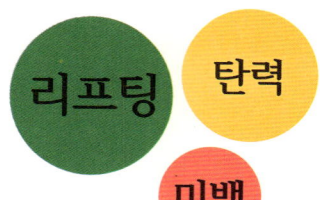

리프팅 · 탄력 · 미백

동안침의 원리- 얼굴에 침을 시술하여 **진피층을 자극하면 상처받은 세포가 콜라겐을 재생**시켜 내부에서 저절로 살이 차오르도록 하는 것입니다.

이런 분께 추천합니다

- 칙칙한 피부이신 분
- 잔주름 개선
- 잡티, 색소침착
- 얼굴 축소 (부종)
- 쳐진 볼 부위 리프팅
- 맑은 안색
- 피부탄력 증가
- 시술로 인해 약해진 피부

해독다이어트 화관요법

☐ 왜 해독을 해야 건강해지고 살이 빠지는가?

우리가 먹은 음식은 인체 내에서 영양분은 흡수되고 나머지 노폐물은 체외로 빠져나가야 되는데, 신장이 나빠지면 노폐물이 빠져나가는 통로인 수문(水門)이 막혀 필요 없는 수분이 몸 안에 고여서 독소로 바뀌면서 결국 비만으로 가게 된다. 그러므로 화관요법을 시행하여 인체의 해독기능을 활성화시켜 몸 안의 누적된 독소를 밖으로 배설시켜야 건강도 회복되고 필요 없는 군살도 쏙~빠지게 된다.

☐ **시술방법** : 한약으로 만든 지방분해크림, 화관요법, 해독다이어트 한약

☐ **시술시간** : 15~20분

☐ 화관요법의 장점

① 체내의 독소를 해독시켜주므로 체질개선이 되어 무겁던 몸이 가볍고 건강한 몸으로 바뀐다.
② 해독이 되어 몸속이 깨끗해지면 칙칙하던 얼굴이 맑아지고 윤기가 흐르면서 탄력이 생긴다.
③ 열을 가하면 기름이 녹듯이 열을 몸 안에 주입하는 화관요법을 복부에 시술하면 뱃살이 잘 빠진다.
④ 한약으로 만든 지방분해크림이 다이어트효과를 극대화시켜주는 결정적 역할을 한다.
⑤ 전혀 아프지 않다.
⑥ 자국이 별로 남지 않는다.
⑦ 운동은 특별히 안해도 다이어트 결과에는 상관없다. (운동을 꼭 하고 싶으면 걷기운동 1일 30분)
⑧ 다이어트 한약을 먹으면서 화관요법을 같이 시술하면 한약만 먹는 것보다는 훨씬 살이 더 잘 빠진다.

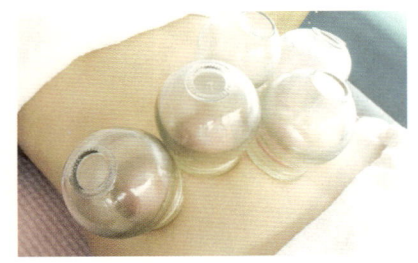

나만을 위한
맞춤 약 맞춤 음식

지은이 / 의료법인 제세의료재단 **제세 한의원 대표 원장 하 한 출**
부산광역시 해운대구 해운대해변로 257 (우1동) 하버타운 6F
TEL (051)746-3033 / FAX (051)746-8776

펴낸곳 / 이웃서 안에 **(주)디프넷**
경기도 고양시 일산서구 이산포길 290
TEL (031)905-2188 / FAX (0303)3440-2116

ⓒ 2015, 하한출
값 : 15,000원
초판발행 2015년 8월 12일
3쇄 발행 2015년 11월 27일
ISBN 978-89-94574-22-6

* 지은이와의 협의에 따라 인지는 생략합니다.
* 잘못 만들어진 책은 바꾸어 드립니다.